Handeln statt Schlucken

Henno Lohmeyer im Gespräch mit Ellis Huber

Handeln statt Schlucken

Henno Lohmeyer
im Gespräch mit

Ellis Huber

Ein Arzt gibt Auskunft

edition q

Die Reihe „Im Gespräch mit . . ." wird herausgegeben von Henno Lohmeyer und Felix Schmidt

Die Deutsche Bibliothek – CIP-Einheitsaufnahme

Huber, Ellis E.:
Handeln statt Schlucken : im Gespräch mit Ellis Huber ; ein Arzt gibt Auskunft / Ellis Huber. – Berlin : Ed. q, 1993
ISBN 3-86124-176-5

Lektorat: Klaus R. Dichtl
Umschlaggestaltung: Atelier Höpfner-Thoma, München
Gesamtherstellung: Ebner Ulm
Printed in Germany

ISBN 3-86124-176-5

Inhalt

Einleitung

Er paßt nicht in die Landschaft und ist vielleicht gerade deshalb der unübersehbare Mittelpunkt des Bildes, das sich die Bürger von den Ärzten der Bundesrepublik Deutschland machen.

Eine Krähe, die den anderen Krähen zwar nicht die Augen aus-, aber doch ganz gewaltig ihre Standesdünkel ankratzt, ihr seit Jahrhunderten überliefertes Selbstwertgefühl in Frage stellt.

Ein Querdenker mit bunten Klischee-Etiketten am weißen Kittel, ein Alternativer, ein Linker, ein Revolutionär, ein Nestbeschmutzer.

Ein Barrikadenstürmer, ein „Arzt für politische Medizin" (Huber über Huber), der es seinen Widersachern schwer macht, weil er so tadellose Manieren hat; seine Thesen-Anschläge – vor vielen Kongressen und Tagungen steht er und kann nicht anders – treffen so hart, weil er eiserne Fäuste in den Samthandschuhen verbirgt.

Einer, der weniger persönliche Einnahmen hat, dafür aber mehr allgemein wichtige Aussagen liefert. Mehr Menschlichkeit in der Praxis, mehr Humanität in den Kliniken, sagt er, sei wichtiger als mehr Moneten. Einer, der nicht nur sagt, was falsch läuft und reparaturbedürftig ist, sondern der Vorschläge und Blaupausen für Veränderungen und Verbesserungen unterbreitet. Er meckert nicht nur, er mischt mit. Er betet nicht nur nach, er schlägt vor – und dabei einigen die Scheiben ein.

Er provoziert bewußt mit überspitzten Forderungen und spitzen Formulierungen. LIEBE STATT VALIUM – fordert er, HANDELN STATT SCHLUCKEN – geißelt er den Pillen-Mißbrauch. Soziale Solidarität geht ihm über individuelles Gewinnstreben. Er ist mehr an den Patienten als an den Pfründen seiner Kollegen interessiert. Er weiß, wer in den Wald nur hineinflüstert, wird kein Echo hören. Aber er hört zu, wenn man ihm eine Frage stellt, und zieht seine Antworten nicht wie vorfabrizierte Wort-Pfeile aus dem Argumentations-Köcher des Agitatoren.

Wer unentwegt feinen Damen und Herren auf die Zehen tritt – Damen und Herren, die daran gewöhnt sind, daß man vor ihnen einen Kotau macht –, kann natürlich nicht erwarten, daß er zum Maskottchen der Mediziner erkoren wird. Aber da er seine Position nicht durch einen Staatsstreich erklommen hat, sondern – mit knapper Mehrheit bereits 1987 gewählt und mit satter Mehrheit wieder 1990 bestätigt wurde, scheint für eine Mehrheit zu sprechen. Eine Mehrheit nur im unruhigen, atypischen Berlin? Ist für seine Freunde, die in ihm den Gesundheitsminister der Zukunft sehen, nur ein Wunsch der Vater des Gedanken?

Dr. Ellis Huber, geboren 1949 im Schwarzwald, gelernter Arzt, seit 1987 Präsident der Ärztekammer Berlin, legt seit Jahren Lunten an die Festungen, die sich das medizinische Establishment, die 400-Milliarden-Gesundheitsindustrie, unter Mithilfe der Politiker gebaut haben.

Mehr als 100 Fragen an den „Beelzebub“ im Reich der „weißen Götter“ und die unretouchierten Antworten sollen seine Standpunkte markieren, seine Perspektiven verdeutlichen und seine Argumente für die öffentliche Diskussion aller gesundheits- und sozialpolitischen Fragen in der Bundesrepublik Deutschland zusammenfassen.

Aber das vorliegende Buch ist mehr als eine aktuelle Diskussionsgrundlage für Kassen-Funktionäre und Klinik-Bürokraten, Pillendreher und Politiker, Ärzte und Abgeordnete. Das Resultat dieses Dialogs ist eine informations- und hilfreiche Lektüre für die Masse der Mitbürger, die unweigerlich früher oder später zu Patienten werden. Wenn es denn stimmt, was Dr. Ellis Huber prognostiziert, daß Bildung das Medikament der Zukunft ist, dann sollte diese, seine Heilkunde für das Gesundheitswesen auf Rezept zu erhalten sein. Das Buch ist eine wirksame Medizin zum besseren Verständnis des Arztberufs.

Henno Lohmeyer

I.

EINE ANGST GEHT UM IN DEUTSCHLAND – UND DIESE ANGST MACHT MENSCHEN KRANK

Ein frustrierter Theaterleiter war es, der Kritiker als gescheiterte Schauspieler charakterisierte. Sind Sie ein gescheiterter Arzt?

Ich bin alles andere als ein gescheiterter Arzt. Ich arbeite für die gesundheitsgerechte Gestaltung der sozialen Verhältnisse und die patientenfreundliche Strukturierung von Arztpraxen, Krankenhäusern und anderer gesundheitlicher Dienste. Meine besondere ärztliche Spezialisierung liegt darin, daß ich den sozialen Körper zum Gegenstand einer dienenden Heilkunde mache. Kranke Menschen leiden auch an einer kränkenden sozialen Umwelt.

Das Grundgesetz ärztlicher Tätigkeit, die Bundesärzteordnung, skizziert die Aufgabe: „Der Arzt dient der Gesundheit des einzelnen Menschen und der gesamten Bevölkerung." Die Sorge um das Wohl des einzelnen Menschen steht gleichwertig neben der Sorge um das gesundheitliche Wohl der sozialen Gemeinschaft. Der Arzt ist mehr als ein Mediziner; er trägt die Verantwortung für die Hilfe im Einzelfall und für die Kultur und Struktur der medizinischen Versorgung. Die Krankheit des Gesundheitswesens kümmert den engagierten Arzt ebenso wie die individuellen Leiden seiner Patienten.

Den guten Arzt erkennt man daran, wie er mit Menschen umgeht, an seiner Fähigkeit zu Mitgefühl und seiner fachlichen Kompetenz. Im Zeitalter der Kommunikations-Gesellschaften mit ihren Kommunikations-Krankheiten muß der Arzt ebensosehr Kommunikations-Arbeiter und Beziehungsknüpfer sein wie Röntgenbild-Befunder oder Organspezialist.

Was sind denn Kommunikations-Krankheiten und was macht ein Kommunikations-Arbeiter mit Doktortitel?

Die bundesdeutsche Gesellschaft fällt zur Zeit auseinander. Zwischenmenschliche Entsolidarisierung und bedrückende Konkurrenzkämpfe belasten viele Mitbürgerinnen und Mitbürger. Alte Menschen leiden unter ihrer Einsamkeit und fehlender sozialer Akzeptanz. Junge Menschen ringen um Lebensperspektive und eine sinnerfüllende berufliche Zukunft. Eine Angst geht um in Deutschland; Angst vor sozialem Elend und individueller Not. Angst ist ein Symptom der sozialen Vereinzelungskrankheit, die sich unter anderem in vielfältigen körperlichen Symptomen ausdrückt: Angst verursacht beispielsweise Herzschmerzen, Fieber, Schlafstörungen, Kribbeln, Taubheit und Engegefühle, Schwindelanfälle, Ohrgeräusche, Bluthochdruck und Schmerzen im Rücken, Gelenken oder Kopf.

Falsche Ernährung und Rauchen sowie Saufen künden von Problemen mit dem Leben und begründen Krankheiten, die Medizin allein mehr schlecht als recht behandeln kann.

Menschliche Kontakte, befriedigende Beziehungen und Kommunikation sind die Basis für Glück und Wohlgefühl. Gesundheit ist individuelles und gemeinschaftliches Streben nach körperlichem, seelischem und sozialem Wohlbefinden. Krankheiten sind oft so etwas wie Körperstreik gegen unzumutbare oder belastende Lebensumstände.

Ein Arzt mit sozialem Gespür und zwischenmenschlichem Verantwortungsgefühl repariert nicht Körpermaschinen für die Umwelt. Er bemüht sich auch darum, mit Beratung, Aufklärung, öffentlicher Information und politischem Engagement Bewußtsein für die gesundheitsförderliche oder kränkende Bedeutung sozialer Bedingungen zu wecken. Selbsthilfegruppen, Kontakte zu Nachbarn oder Hilfe bei Beziehungskrisen sind nicht selten eine bessere Medizin für den Kranken als Tabletten und Bestrahlungsgerät. Der moderne Arzt wirkt bei den heute vorherrschenden Krankheiten mit dem Angebot einer heilenden Beziehung und der Ermunterung zum besseren Leben trotz individuellem Handicap.

Der medizinische Doktortitel ist dafür nicht wichtig. Wichtig ist die Persönlichkeit des Arztes, seine Fähigkeit, menschliche Sorgen und Nöte zu begreifen und seine Courage zur stärkenden Begleitung seiner Patienten.

Ich selbst bemühe mich, menschliche Ärzte und helfende Persönlichkeiten im Gesundheitswesen zu unterstützen; deshalb betreibe ich Gesundheitspolitik statt Standespolitik, eine Gesundheitspolitik aus ärztlicher Verantwortung.

Ihre Gegner werfen Ihnen, unter vielem andern, Praxisferne vor. Wenn man Ihre Biographie durchblättert, dann scheint dieser Tritt vor das Funktionärs-Schienbein nicht ganz unberechtigt. Mindert die Tatsache, daß Sie nie eine eigene Praxis betrieben und nur eine minimale Ausbildungszeit im Krankenhaus verbracht haben, Ihre Glaubwürdigkeit, den Wert Ihrer Aussagen?

Von 300 000 Ärztinnen und Ärzten in Deutschland arbeiten etwa 90 000 in einer ambulanten Arztpraxis. 120 000 im Krankenhaus, 30 000 in anderen Berufsfeldern und 60 000 sind ohne ärztliche Tätigkeit.

Der Arzt mit dem Stethoskop um den Hals, mit der Hand ständig am Puls der kranken Menschen, ist ein Klischee-Bild. Menschen helfen – das macht ärztliche Praxis aus. Ärztliche Tätigkeit ist überhaupt nicht an Krankenhäuser oder kassenärztliche Praxen gebunden.

Ich habe in meiner beruflichen Entwicklung Krankenhäuser von innen erfahren, in Reha-Kliniken gearbeitet und mehr als ein Jahr in kassenärztlichen Praxen die ambulante Versorgung kennengelernt. Über fünf Jahre leitete ich als Gesundheitsdezernent Gesundheits- und Lebensmittelaufsichtsämter, war also politisch für die Funktionstüchtigkeit des öffentlichen Gesundheitsdienstes verantwortlich. In meiner Zeit als Abteilungsleiter beim Deutschen Paritätischen Wohlfahrtsverband in Berlin zählten zu meinem Arbeitsfeld Krankenhäuser, wie das Deutsche Herzzentrum, Einrichtungen der Behindertenhilfe, Drogen- und Suchtberatungsstellen, ambulante und teilstationäre psychiatrische Dienste, Sozialstationen oder auch die Förderung von Selbsthilfegruppen und nachbarschaftlicher Unterstützung.

Überall traf ich auf Menschen, die im Gesundheitswesen eine bessere Hilfe für ihre Patienten oder Klienten durchsetzen wollten. Überall erfuhr ich von den Grenzen und Zwängen, mit denen im bestehenden System Menschlichkeit unterdrückt wird.

Auch heute spreche ich täglich mit Ärzten, die um bessere Arbeitsbedingungen ringen, und mit anderen – Psychologen, Sozialarbeitern oder Krankenschwestern –, die ihre eigene professionelle Sensibilität und Erfahrung einbringen.

Ich nehme wahr, stelle System-Diagnosen und entwickle therapeutische Konzepte zur Veränderung oder Gesundung der Versorgungslandschaft. So gesehen, bin ich Arzt für

Gemeinde-Medizin – wie andere etwa Arzt für Innere Medizin sind.

Meine tagtägliche ärztliche Praxis ist anders, aber nicht weniger intensiv und anstrengend als die im weißen Kittel.

Der Vorwurf einer „Praxisferne" wird von konservativen bis reaktionären Ärzte-Funktionären erhoben, denen jedes Diffamierungsmuster lieb und jede Verleumdungskampagne billig ist. Die Vorstellung, daß man gleichzeitig eine kassenärztliche Praxis und mit hoher fachlicher Kompetenz politische Interessenvertretung betreiben könne, ist reichlich naiv und so vernünftig wie die Forderung, daß der Geschäftsführer der Lufthansa-AG täglich am Steuerknüppel des Flugzeugs sitzen muß.

Meine ärztliche Tätigkeit erfordert eine andere Qualifizierung und fachliche Kompetenz als die des Kassenarztes oder des Krankenhaus-Chefs. Wenn es darum geht, im beruflichen Werdegang genügend Erfahrung und Fachkompetenz zu sammeln, um eine gestellte Aufgabe verantwortungsbewußt erfüllen zu können, dann, meine ich, eine gute Basis zu besitzen, auf die ich mein Urteil und meine Arbeit aufbauen kann. Die Glaubwürdigkeit und Fachlichkeit meiner Aussagen will ich selbst nicht bewerten. Dies müssen diejenigen tun, die von meiner Tätigkeit erfahren und ihre Wirkung beurteilen können.

Sind Sie gegen die Prestige-Verführungen, die der Präsidententitel nun mal mich sich bringt, imprägniert?

Der Präsidententitel ist in Deutschland ausgesprochen häufig. Viele Vereinsvorsitzende heißen Präsident. Die öffentliche Aufmerksamkeit gegenüber einzelnen Präsidenten hängt sicherlich mit ihrer Arbeit und ihren Vorstellungen zusammen. Der Präsidenten-Job der Ärztekammer Berlin bringt keine besonderen Privilegien mit sich. Die monatliche Aufwandsentschädigung entspricht dem durchschnittlichen Umsatz einer kassenärztlichen Praxis in zwei bis drei Tagen. Die Arbeit für die Ärztekammer ist ein ehrenamtlicher Job.

Ich bin aber nicht nur Präsident. Mein berufliches Einkommen erarbeite ich als Organisationsberater und freiberuflich tätiger Fachmann für die Reorganisation und Entwicklung von Krankenhäusern und sozialen Diensten.

Die öffentliche Anerkennung und das Medien-Echo, die meine Präsidentschaft begleiten, bringen immaterielle Gratifikationen und Narzismus-Befriedigung. Ein kleiner Schuß Eitelkeit gehört zur politischen Arbeit dazu. Freunde und selbstbewußte Mitarbeiter, die mit offener Kritik meine Arbeit kontrollieren, leisten Hilfe und bilden ein notwendiges Regulativ. Ganz bewußt suche ich Mitarbeiterinnen und Mitarbeiter, die nicht als Ja-Sager, sondern als Quer-Denker und Menschen mit eigenem Kopf und Herz auffallen.

Präsidentschaft ist Macht und Einfluß auf Zeit. Wichtig ist, in einem demokratischen Wahlamt jederzeit auf die Position verzichten zu können, wenn es der Sache dient, um die es letztendlich geht.

Ich bemühe mich immer, als Person unabhängig von meiner Funktion zu leben. Verführbarkeiten gibt es, man kann nicht behaupten, davor gefeit zu sein. Aber die heftige Kritik, die meine Arbeit oft begleitet, impft auch gegen Verführungen.

Können Sie sich vorstellen, die Fehde-Handschuhe an den Nagel zu hängen und als ganz normaler praktischer Arzt Ihre Thesen in die Tat umzusetzen? Ein Dr. Schweitzer in Kreuzberg?

Der Alltag als Person des öffentlichen Lebens ist kein Zuckerschlecken. Konflikte und Auseinandersetzungen auszuhalten und den eigenen Zielen treu zu bleiben, verletzt immer wieder das ganz normale Harmoniebedürfnis. Als polarisierende Persönlichkeit zu wirken, schafft mir oft auch schlaflose Nächte.

Von Kolleginnen und Kollegen werde ich heftig beschimpft, da ich, wie sie meinen, pauschal den Berufsstand verunglimpfe. Ich würde das gute Bild des Arztes in der Öffentlichkeit beflecken und müßte doch die „weiße Weste" mit beredten Worten ständig malen.

Die Patienten wiederum sind höchst unzufrieden mit mir, da ich die Ärzte viel zu positiv schildere und um Verständnis werbe, wo Unmut und Ärger angebracht sei.

In diesem Spagat zwischen kollegialen Ansprüchen und Erwartungen der Patienten vergeht einem manchmal die rechte Lust am Konflikt. Den Bettel hinzuschmeißen und still und zurückgenommen Mitarbeit im Gesundheitswesen zu leisten, privat glücklich zu sein, sind Bedürfnisse, die immer mal auftauchen. Für einen normalen praktischen Arzt fehlen mir inzwischen die notwendigen Kompetenzen. Ich könnte sicherlich in einem Gesundheitszentrum sehr nützlich im Team arbeiten und mit meinen kommunikativen, psychotherapeutischen und menschlichen Fähigkeiten produktiv wirken.

Ihr Vergleich mit Dr. Schweitzer beschämt mich. Ihm gegenüber bin ich doch ein kleines Licht. Daß Albert Schweitzer nie den Nobelpreis für Medizin, sondern den Friedensnobelpreis erhielt, bringt das Dilemma der heutigen Medizin allerdings auf den Punkt. Dr. Schweizter erhielt mehr öffentliche Anerkennung als medizinische Ehrerbietung.

Das herausragende Image dieses Arztes, der mit seiner Friedenspolitik und seinem Kampf gegen das Atom die Meinung der überwiegenden Mehrzahl deutscher Ärzte nicht traf, wird mir viel zu oft von Standesfürsten funktionalisiert. Albert Schweitzer vertrat eine Ethik der Ehrfurcht vor dem Leben. Seine moralische Wegweisung halte ich nach wie vor für beispielgebend, und es wäre gut, wenn Denken und Handeln der heutigen Medizin an diesem Maßstab überprüft würden.

Wie sieht nach sechs Jahren Präsidentschaft Ihre Bilanz aus? Was haben Sie erreicht?

Als Symbolfigur und Repräsentant des Umdenkens in der deutschen Ärzteschaft kann ich eine große Zahl positiver Entwicklungen aufzählen. Diese Erfolge sind das Werk vieler Kolleginnen, Kollegen und Mitarbeiter im Gesundheitswesen, die sich mit meiner Politik identifizieren und dies mit ihren eigenen Initiativen bestätigen.

Die deutsche Ärzteschaft hat sich erstmalig offiziell mit der Schuld der Mediziner im Dritten Reich auseinandersetzen müssen und versucht, Lehren aus dieser Last deutscher Vergangenheit zu ziehen.

Das Nachdenken über ethische Grundfragen ärztlicher Tätigkeit ist breiter und intensiver geworden, der Konflikt zwischen Ethik und Profit in Einrichtungen des Gesundheitswesens läßt sich thematisieren.

Alternative Projekte und innovative Konzepte der Patientenbetreuung erhielten mehr öffentliche Akzeptanz und Durchsetzungsvermögen.

Die Vorstellung, daß ärztliche Gesundheitspolitik wichtiger sei als privilegiensichernde Standespolitik, wird langsam mehrheitsfähig in der deutschen Ärzteschaft. Initiativen der Gesundheitsförderung und die Unterstützung von Selbsthilfegruppen sind auch für Ärzte kein fremdes Terrain mehr.

Für arbeitslose Ärztinnen und Ärzte hat die Ärztekammer Berlin mehr als 500 ABM-Stellen in Bereichen, in denen die Versorgung mangelhaft ist, bereitstellen können.

Die Arzneimittelverordnung von Ärzten und der Arzneimittelkonsum in der Bevölkerung wird heute wesentlich kritischer gesehen als noch vor einigen Jahren, und die Berliner Ärzteschaft handelt wesentlich preisbewußter und qualitativ sinnvoller.

Die Bemühungen in der Medizin, seelische und soziale Aspekte in das ärztliche Handeln einzubeziehen, verstärkten sich.

Die Fassade von Arroganz und Überheblichkeit, die oftmals nur innere Unsicherheit und Schwäche abwehren will, kann aufgegeben werden zugunsten einer bescheidenen aber fachkompetenten ärztlichen Berufsausübung. Die Fort- und Weiterbildungsprogramme der Ärztekammer Berlin ließen sich in diesem Sinne umorientieren.

Psychosomatischen und psychosozialen Dimensionen wird sehr viel mehr Raum gegeben, und die Bildung der Arztpersönlichkeit, beispielsweise in Balint-Gruppen, macht Fortschritte. In solchen Gesprächsgruppen wird die „Droge Arzt" kultiviert und die Fähigkeit von Ärzten gestärkt, mit den eigenen Gefühlen bewußt umzugehen.

Inzwischen sprechen auch Krankenkassen und pharmazeutische Unternehmen mit dem Präsidenten der Berliner Ärztekammer. Es hat sich herumgesprochen, daß die Wahl vor sechs Jahren kein standespolitischer Betriebsunfall gewesen ist, sondern Ausdruck einer laufenden Neuorientierung innerhalb der Ärzteschaft.

Die Ärztekammer Berlin ist so etwas wie ein Motor für Veränderung. Meine Aufgabe ist es, dazu beizutragen, daß dieser Motor ohne größeres Stottern läuft. In den letzten sechs Jahren ist dieses Antriebswerk ruhiger und kräftiger geworden.

Diese Bilanz beweist eine Beschleunigung der Wandlungsprozesse und der Erneuerungsbereitschaft in der Medizin und in der Ärzteschaft. Ich erfahre auch immer wieder, daß dies die Anerkennung des ärztlichen Berufes in der Bevölkerung stärkt. Unser Eintreten für naturheilkundliche Behandlungsverfahren und alternative Heilkunden bringen sinnvollerweise Patienten vom Heilpraktiker in die ärztliche Obhut zurück.

Was haben Sie gegen Heilpraktiker?

Lassen Sie Ihre Autobremse reparieren von einem, der nicht weiß, wie eine Autobremse funktioniert? Würden Sie sich gerne in ein Flugzeug setzen, das von einem Piloten gesteuert wird, der als Autodidakt das Fliegen an einem Spielflugzeug gelernt hat?

Ich habe nichts gegen Heilpraktiker; aber ich glaube, sie müssen eingebunden werden in ein Supervisions-, in ein Aufsichtssystem.

Es gibt nämlich keine kontrollierte und brauchbare Ausbildung zum Heilpraktiker; jeder kann nach einer einfachen Prüfung, die nur Minimalkenntnisse über Infektionskrankheiten erfordert, als Heilpraktiker auf die Menschheit losgelassen werden. Die Heilpraktiker-Erlaubnis schützt nicht vor Unverstand, Scharlatanerie und geldgieriger Verantwortungslosigkeit.

Selbstverständlich arbeiten in Deutschland auch wissende und verantwortungsvolle Menschen mit besonderer Fähigkeit zum Heilen. In jeder Gesellschaft entwickeln sich Menschen mit außergewöhnlich heilender Wirkung aus einer Veranlagung heraus, die jedoch kein Lernergebnis ist.

Wer nichts zu verbergen hat, kann sich in ein therapeutisches Team eingliedern und seine Arbeit offenlegen.

Die Heilpraktiker-Titel sind ein deutsches und österreichisches Phänomen. Nirgendwo sonst auf der Welt gibt es diesen Blödsinn. In England werden Heiler ganz selbstverständlich in Krankenhäusern integriert oder unter fachärztlicher Begleitung sinnvoll im Gesundheitswesen eingesetzt.

Wenn man davon ausgeht, daß jedes Land die Führer hat, die es verdient – und jeder Berufsstand auch, dann kann man also feststellen, daß die Ärzte in Berlin mehrheitlich „links“ und „alternativ“ sind. Ganz in Ihrem Sinne also. Alles ok? – Und die Weichen für die Zukunft richtig gestellt. Warum also die Aufregung?

Berlin ist die Stadt in Deutschland, die neue und kommende Entwicklungen frühzeitig aufzeigt. Wie in einem Brennglas verdichten sich hier soziale – und damit auch gesundheitliche – Konflikte und Probleme. Die Neurose-Quelle schwäbisch-pietistischer Familien bildet sich beispielsweise auch in Hausbesetzerszenen Kreuzbergs ab. Im Krisenzentrum Berlin erscheinen besonders prägnant all die Störungen, die im Leben der deutschen Bevölkerung bedrücken und kränken.

Jede Krise ist immer auch eine besondere Chance. Wo die Gefahr groß sei, wachse das Rettende auch, beschreibt der Dichter Hölderlin diesen Zusammenhang.

Die aktuelle und notwendige Neuorientierung in der Medizin und unter den Ärztinnen und Ärzten in Deutschland muß sich daher zwangsläufig zunächst in Berlin bemerkbar machen.

Ich bin aber kein Führer im Umdenken der deutschen Ärzteschaft, sondern eher ein Sprachrohr und Verkünder von Entwicklungen, die sich abzeichnen und bahnbrechen. Eine große Zahl von Ärztinnen und Ärzten in Deutschland denkt wie ich. Ich artikuliere Vorstellungen und Erfahrungen vieler Menschen, Ärzte wie Patienten, sowie ihre Bedürfnisse.

In größeren Zeitläufen wandeln sich die Verhältnisse. Auch die Medizin macht Wandlungen durch, sie hinkt mal hinter der gesellschaftlichen Entwicklung hinterher, sie schreitet manchmal vorne weg. Die begrenzten Möglichkeiten der naturwissenschaftlichen, körperorientierten Medizin stoßen sich mit der Not von kranken Menschen in unserer Zeit. Wenn die Kluft immer größer wird zwischen medizinischem Angebot und der notwendigen Hilfe für die Menschen, müssen sich die medizinischen Institutionen erneuern. Es ist Zeit für einen Wandel in der Medizin. Alte Traditionen und Haltungen zerbrechen, neue entwickeln sich, müssen entwickelt werden.

Nach den unbestreitbaren Erfolgen der naturwissenschaftlichen Medizin und mit den perfekten Möglichkeiten zur Reparatur von Körpern muß jetzt die Rückbesinnung und Wiedergewinnung der emotionalen und soziokulturellen Dimension des Heilens kommen. Das Leitbild des perfekten Ingenieurs und Operateurs im weißen Kittel muß vom Leitbild des sensiblen und warmherzigen Kommunikators für Gesundheit abgelöst werden. Die Bevölkerung sucht mitmenschliche Ärzte und weniger machtbewußte Technokraten.

Soziale Wandlungsprozesse gehen immer mit Irrungen und Wirrungen einher. Die zerbrechenden Imperien halten krampfhaft an ihrer überholten Struktur und Macht fest. Neue Entwicklungen werden verteufelt und ängstlich abgewehrt. Die Angst vor der Neuerung und die Unsicherheit gegenüber dem Kommenden setzt destruktive Emotionen frei, die auf die Reformkräfte und die Reformer zielen.

Die Aufregung um meine Person ist mit diesem Mechanismus verbunden. Ich bin Projektionsfläche für die Gefühle der reformfeindlichen Kräfte innerhalb der deutschen Ärzteschaft und bin wohl gleichzeitig Hoffnungsträger für die Erneuerungswilligen.

Was bedeutet „sozial-kulturelle" Dimension des Heilens?

Krank ist immer ein ganzer Mensch; und der Mensch lebt nicht für sich allein. Er ist Kind seiner Eltern, Mitglied seiner Gesellschaft und Teil einer kulturellen Welt.

Die Vorstellungen von gesund und krank differieren von Person zu Person, sozialer Schicht oder nationaler Zugehörigkeit. Bäuerinnen kommen nicht auf die Idee, Rückenbeschwerden gleich als Krankheit zu bewerten, Lehrerinnen in der Stadt schon eher. Die Grenzen zwischen krank und gesund werden unterschiedlich gesetzt.

Krankheitsbestimmungen sind vom Menschenbild, den gesellschaftlichen Normen oder kulturellen Eigenschaften nicht unabhängig. Der Mensch ist kein isolierter Organismus; jeder Patient und jeder Arzt lebt in einer politischen Gemeinschaft, die seine Wahrnehmung prägt. Die Maßstäbe für Gesundheit und Krankheit sind von den gesellschaftlichen Vorstellungen abhängig.

Der Alltag unserer Medizin wird vom Alltag des Lebens mehr bestimmt als von lebensbedrohlichen, akuten Krankheiten. Die jeweiligen Heil-Rituale entwickeln sich in sozialen Schichten und gesellschaftlichen Räumen sehr verschieden. Sigmund Freud hat die kulturellen Dimensionen des Leidens in seiner Zeit ebenso beschrieben wie Erich Fromm oder Horst Eberhard Richter in unserer.

Was macht krank in unseren Tagen und welche Kräfte heilen?

Die Menschen wissen, was zu Herzen geht, Kopfzerbrechen bereitet, auf den Magen schlägt oder die Galle überlaufen läßt. Eine Vielzahl von Ärzten, Therapeuten und Gesundheitshelfern arbeitet heute an einer Heilkunde, die körperliche, seelische und soziale Faktoren berücksichtigt und individuelle Therapie mit sozialer Veränderung verknüpft. Man spricht von bio-psycho-sozialen Sichtweisen und ganzheitlicher Therapie. Eine neue Medizin entsteht, die nicht mehr nur Körpermaschinen behandelt, sondern wieder kranke Menschen. Das Herzeleid von alten Menschen in unserem Land läßt sich mit Beruhigungstabletten ebensowenig heilen wie der Bauchschmerz des türkischen Mitbürgers mit Operationen am Magen.

Wann und warum haben Sie Ihren „Heiligen Krieg" gegen die bestehenden Zustände und Machthaber in der Gesundheitsindustrie begonnen?

Ich führe keinen „Heiligen Krieg". Ich arbeite vielmehr beharrlich und konsequent für die Erneuerung des Gesundheitswesens. Es hat selbstverständlich etwas mit meiner Herkunft und meiner Biographie zu tun, wenn ich mich nicht kritiklos den bestehenden Strukturen und Machtverhältnissen in der institutionalisierten Medizin unterordnen konnte.

Mein Vater kämpfte als Arbeiter im südlichen Schwarzwald nach dem Krieg mit viel Energie und Einsatz für das Wohlergehen seiner Familie. Ich selbst habe mein Studium durch Arbeit auf dem Bau verdient. Meine Kindheit und Jugend war geprägt vom Leben und den Erfahrungen eines kleinen Dorfes im Hotzenwald, dort, wo der Schwarzwald zum Hochrhein hin ausläuft und Deutschland an die Schweiz grenzt.

Die überschaubare Gemeinde und das Miteinander der Bürgerinnen und Bürger sind auf dem Dorf anders als in der Großstadt. Solche Wurzeln sesibilisieren gegen elitäre Überheblichkeit und die Arroganz von „Halbgöttern in Weiß".

Während meines Medizinstudiums in Freiburg im Breisgau arbeitete ich mit einer Bürgerinitiative zusammen, die die Verhältnisse in der dortigen Obdachlosensiedlung zu verbessern suchte. Unter meinen Freunden fanden sich viele Sozialarbeiter, Psychologen und Geisteswissenschaftler. Später arbeitete ich in der studentischen Initiative gegen das Kernkraftwerk in Wyhl, dessen Bauplatz – erstmalig in Deutschland – zuerst von Winzern am Kaiserstuhl besetzt worden ist, nicht von Anarchisten. Ökologisches Denken bildete sich in diesen Zusammenhängen.

Im Medizinstudium befaßte ich mich intensiver mit sozialmedizinischen und psychosomatischen Fragestellungen. Versuche einer integrierten psychosomatischen Medizin an internistischen Krankenhäusern und die Bücher des Nestors der psychosomatischen Medizin in Deutschland, Thure von Uexküll, begeisterten mich. Eine Rede von Professor Herbert Begemann vor dem Deutschen Internistenkongreß, der sich kritisch mit der selbstgerechten Haltung der Medizin auseinandersetzte, gaben mir Impulse. Ich lernte so, die Medizin mit ihren Institutionen im sozialen Zusammenhang zu sehen und Medizin in ihrer sozialen Verantwortlichkeit zu begreifen.

Es ist folgerichtig, wenn ich kontinuierlich frage, ob

ärztliche Tätigkeit und medizinische Einrichtungen dem Gemeinwohl nützen und ob sie den kranken Menschen in seinen ganzheitlichen Bezügen von Körper, Seele und sozialer Gemeinschaft sehen und bewerten.

Wenn die Sozialverträglichkeit der Medizin mit Lobbyisten-Interessen und gruppenegoistischen Ansprüchen mächtiger Apparate in Konflikt gerät, führen diese Kräfte ihren „Heiligen Krieg" gegen alle Reformbestrebungen. Reformen bringen es mit sich, daß lieb gewordene Pfründe verlorengehen und etablierte Privilegien in Frage gestellt werden. Die wütenden Angriffe der Besitzenden im System sind Teil der Veränderungen für eine bessere Gesundheitsversorgung.

Ich ziehe manche Pfeile auf mich, bin mir aber einer guten Rüstung sicher, die von vielen gleichgesinnten Erneuerungskräften unterstützt und gehalten wird.

Was ist Sozial-Verträglichkeit?

Wir leben im Sozialstaat Deutschland. In der sozialen Marktwirtschaft besitzt das Gesundheitswesen die Bedeutung einer Produktivkraft für die Entwicklung des Gemeinwesens. Soziale Gesundheit ist Voraussetzung für eine gesunde Volkswirtschaft und nicht die Folge wirtschaftlicher Leistungen.

Die finanziellen Mittel für das Gesundheitssystem sind natürlicherweise begrenzt. Eine Ärzteschaft in sozialer Verantwortung fühlt sich verpflichtet, die vorhandenen Gelder möglichst optimal zu verwenden, für ein wirksames und preisgünstiges Gesundheitswesen zu sorgen.

Wenn medizinische oder ärztliche Dienstleistung zur Konkurrenz um möglichst lukrative Pfründe degeneriert und ihren Bezug zum sozialen Gefüge leugnet, schadet das dem Gesundheitswesen und dem Gemeinwohl. Ärzte suchen ihren individuellen oder gruppenegoistischen Vorteil zu Lasten der sozialen Möglichkeiten und Grenzen. Eigennutz wird höher bewertet als der Dienst am Sozialen in der Marktwirtschaft.

Das gesamte Gesundheitssystem orientiert sich dann am Haben der Nutznießer und nicht am Sein der leidenden Menschen. Eine solche Haltung im System ist aber sozial nicht verträglich.

Die soziale Verträglichkeit der Medizin ist also davon abhängig, ob Schmarotzertum unter der Flagge von Humanität und Menschenliebe segelt, oder bescheidener und selbstkritischer Dienst am Kranken und Schwachen vorherrscht.

Ist denn wirklich eine Revolution, ein radikales Umdenken in der Gesundheits-Politik notwendig? Ist die Krise nicht nur herbeigeredet? Genügt nicht eine dosierte Kurskorrektur?

Eine Revolution im Sinne eines gewalttätigen Umbruchs braucht die Gesundheitspolitik nicht. Der friedliche Aufstand der Bürgerinnen und Bürger in der ehemaligen DDR und die Vereinigung Deutschlands bezeichnen viele auch als Revolution. Ein radikales Umdenken in der Medizin und eine beherzte Neuorientierung der Gesundheitspolitik auf das menschlich Angemessene, medizinisch Sinnvolle und ärztlich Verantwortliche ist nach meiner Überzeugung bitter notwendig.

Die Krise in der Medizin spitzt sich seit Jahren zu. Notwendig wird eine couragierte Kurskorrektur, die Bewährtes erhält und Neues möglich macht. Es ist aber vielleicht besser, nicht von Revolution, sondern von forcierter Evolution zu sprechen.

Die heftigen, teilweise bösartigen Auseinandersetzungen um das Gesundheitsreformgesetz 1989, damals von Norbert Blüm ins Werk gesetzt, und das Gesundheitsstrukturgesetz 1993, mit dem Horst Seehofer die Probleme zu bewältigen sucht, zeigen eindrücklich, daß wir alle eine gemeinsame Krise bewältigen müssen.

Ich unterscheide mich von konservativen Standesfunktionären darin, daß ich nicht erwarte, daß der Gesundheitsminister etwas für uns Ärzte tut, sondern daß ich frage, was können wir Ärztinnen und Ärzte tun, um die Gesundheitsversorgung der Bevölkerung wirksamer zu gestalten?

II.

DIE ÄRZTE SITZEN AN DEN SCHALTHEBELN DES UNTERNEHMENS GESUNDHEITSWESEN – UND SIE STERBEN FRÜHER

Wer will Arzt werden? Gibt es psychosomatische Konditionen, Dispositionen für diese Berufswahl?

Als Medizinstudent im höheren Semester habe ich als Tutor mit Medizinstudenten, die am Beginn ihres Studiums standen, gearbeitet. In Arbeitsgruppen des Fachbereichs für medizinische Soziologie diskutierten wir Fragen der Motivation zum Studium der Medizin. Alle Studentinnen und Studenten hatten das Bedürfnis, möglichst fachkundig und wirksam hilfsbedürftigen Menschen beistehen zu können.

Der Arztberuf ist mit der Vorstellung verknüpft, daß man damit menschliche Anerkennung und eine berufliche Selbstverwirklichung im besonderen Maße erhalten kann. „Ich will helfen können!", sagen die meisten, die Arzt werden wollen.

Der Numerus clausus zum Medizinstudium und die Auswahlverfahren in der höheren Schulbildung bringen es mit sich, daß hoch angepaßte und strebsame Schüler bessere Chancen haben als kritisch denkende und lebensfrohe Persönlichkeiten. Diese Art der Selektion begünstigt weiterhin technisches Denken und naturwissenschaftlichen Forscherehrgeiz, dem die hinreichende menschliche Wärme fehlt. Die Schulnoten in unserem Lande bewerten die Funktionsfähigkeit der Gehirnhälfte, die für abstraktes, technisches und strukturelles Denken, aber nicht die, die für emotionale, einfühlsame, kommunikative und kreative Fähigkeiten zuständig ist.

In seinem Buch „Die hilflosen Helfer" hat der Psychotherapeut Wolfgang Schmidtbauer die „Berufsneurose" insbesondere von Ärzten analysiert. Die aufgrund der medizinischen Realitäten im Lande ihrer Ideale verlustig gegangenen, enttäuschten Helfer erfahren Deformationen ihrer Persönlichkeit im Arztberuf. Das Medizinstudium führt den Medizinstudenten zuerst an die Leiche. Nicht der lebendige, sondern der tote Mensch bestimmt den Beginn des Studiums. Der Patient wird zum Objekt, die ärztliche Tätigkeit zum nüchternen Kalkül am seelenlosen Sach-Objekt. Das überträgt der Arzt später auf die lebendige Person, die damit zur kühlen Sache degradiert.

Im weiteren Verlauf des Studiums erfährt der Medizinstudent mehr und mehr, daß schulmedizinisches Vermögen an vielen alltäglichen Krankheitsproblemen scheitert. Die Diskrepanz zwischen den Grenzen der Medizin und den Bedürfnissen der Menschen, die hilfesuchend einen Arzt aufsuchen, zwingt zu Bewältigungskonzepten, die am eigentlichen Problem, dem enttäuschten Helfer-Ideal, vorbeigehen.

Einige verkriechen sich hinter Lehrbüchern, studieren die seltensten Krankheiten, kennen jede Fußnote. Die Frage-Antwort-Prüfung verstärkt den Prozeß des zusammenhanglosen Auswendigpaukens. Der Blick für das Eigentliche geht so verloren, wird sprichwörtlich aberzogen. Der Arzt sieht nur das Organ, manchmal nur die zellulären Defekte, und vergißt die Sorgen und Nöte des kranken Menschen.

Andere Mediziner werden zu Zynikern, die ihre Patienten überheblich entwerten und den Beruf als Basis nutzen, um mit „Porsche und Segelboot" ein ganz konsumbestimmtes Leben zu führen. Idealisten träumen vom Helfer-Mythos eines Albert Schweitzer. Sie zieht es in die Entwicklungshilfe. Nach Deutschland zurückgekommen, finden sie nur erschwert Zugang in Krankenhäusern oder zu einer kassenärztlichen Praxis.

Selbständig tätige und eigenständig denkende Kolleginnen und Kollegen werden von Chefärzten nicht gern eingestellt. Viele medizinische Prozeduren, appartive Diagnostik ohne therapeutische Konsequenz oder auch den Einsatz von Tabletten, helfen, unbequem fragende Patienten beiseite zu schieben. Die medizinischen Rituale wirken wie Kontaktvermeider und Beziehungsbegrenzer. Eine unsichere Persönlichkeit findet im weißen Kittel und im medizinischen Ritual ein wirksames Korsett gegen die eigene Schwäche.

Mehr und mehr Ärztinnen und Ärzte bemühen sich aber, in psychotherapeutischen Zusatzausbildungen psychosoziale Kompetenz zu erwerben. Dies ist der erfolgreiche Versuch, die emotionalen und sozialen Wahrnehmungsfähigkeiten zu schulen und Menschen auch mit seelischem und sozialem Rat beizustehen. Solche Initiativen werden im Medizinstudium allerdngs nicht unterstützt. Vorherrschend ist das Lernen an technischen Modellen. Die Gefahr ist daher groß, daß aus normalen Menschen durch ein Medizinstudium hindurch emotionale Analphabeten entstehen, die den Sorgen und Nöten ihrer kranken Patienten verständnislos gegenüberstehen. Nicht die emotionale Sprachfähigkeit, sondern die technische Funktionalität wird trainiert. Damit produziert die institutionalisierte Medizinerausbildung das Defizit an Humanität, über das heutzutage viele Patienten klagen.

In den Schulen – und erst recht im Medizinstudim – muß künftig den Gefühlen, der seelischen Verarbeitung von Erfahrungen und der Persönlichkeitsbildung sehr viel mehr Raum gegeben werden. Ich habe vorgeschlagen, studiumsbegleitend eine Selbsterfahrungsgruppe oder psychotherapeutische Betreuung als selbstverständlichen Bestandteil des Medizinstudiums einzuführen.

Ein guter Helfer braucht selbst Hilfe und die Fähigkeit, Hilfe entgegenzunehmen.

Ein Fahrlehrer mit 100 Strafpunkten auf dem Verkehrssünder-Konto, eine Friseuse mit zotteligen Haaren, ein Bankier, dessen Schecks platzen, machen keine Reklame für ihren Berufsstand. Wie gesund sind Deutschlands Ärzte?

Wolfgang Schmidtbauer hat dargelegt, daß Ärzte überproportional häufig an allen Zivilisationskrankheiten erkranken. Ärzte haben häufiger Suchtprobleme, psychiatrische Erkrankungen, Herz-Kreislauf-Störungen, Krebs, Ernährungskrankheiten oder Suizid-Versuche als die durchschnittliche Bevölkerung. Die Helfer helfen sich offensichtlich selbst am wenigsten. Die durchschnittliche Lebenserwartung von Ärzten ist daher auch geringer als die der allgemeinen Bevölkerung.

Eine Umfrage der Zeitschrift „Vital" ergab, daß sehr viele Ärztinnen und Ärzte selbst nicht besonders gesundheitsgerecht leben. Diese repräsentative Befragung zeigt überdeutlich, daß auch der Arzt ein kränkbarer und von Krankheit bedrohter Mensch ist. Dies sollte für viele Bürgerinnen und Bürger eher eine tröstliche Vorstellung sein. Der allmächtige Arzt ist ein Mythos und als Zerrbild der Realität selbst ein wichtiger, krankmachender Faktor.

Die sogenannten iatrogenen, also vom Arzt ausgehenden Krankheiten sind mittlerweile ein ernstzunehmender Krankheitsfaktor in unserem Gesundheitswesen geworden. Die Gefahr gehört einfach zum ärztlichen Beruf, daß in medizinischen Verhaltensweisen der Arzt auch seine eigene Krankheit über seine Tätigkeit oder seine Patienten verdrängt beziehungsweise therapiert. Die Gefahr wird um so größer, je mehr nicht mehr akute, lebensbedrohliche Krankheiten, sondern diffuse psychosoziale Befindlichkeitsstörungen und psychosomatische Krankheiten behandelt werden müssen.

Der Umgang mit sterbenden Patienten setzt die Auseinandersetzung auch mit der eigenen Sterblichkeit des Arztes voraus. Die unbearbeitete Angst vor dem eigenen Tod macht dem Arzt das offene und ehrliche Gespräch mit einem Sterbenden unmöglich.

Diese Beispiele lassen erkennen, daß ein Arzt, der seinen Beruf ernst nimmt, sich immer auch mit sich selbst und der eigenen Kränkbarkeit und Verletzlichkeit befassen muß. Diese Grundwahrheit sollte endlich in der Medizinerausbildung berücksichtigt werden.

Die Gesundheitsindustrie besteht aus den Zweigen Arzneimittelhersteller, Apotheken, Krankenhäuser, Versicherungen, Politik und Ärzte. Wer sitzt an den Hebeln, mit denen das Funktionieren, das Zusammenspiel der Kräfte gesteuert wird?

Das Unternehmen „Gesundheit in Deutschland" ist in der Tat ein vielfältig verschachtelter, oft undurchschaubarer nationaler Konzern. Allein in der gesetzlichen Krankenversicherung werden pro Jahr mehr als 200 Milliarden DM umgesetzt.

Die Gesamtausgaben für Gesundheit aus allen Finanzierungsquellen belaufen sich auf über 400 Milliarden DM im Jahr. In der gesetzlichen Krankenversicherung fließen 32,5 % ins Krankenhaus, 17,7 % in die ambulante ärztliche Betreuung, 16,2 % kosten die Arzneien aus Apotheken, 9,7 % brauchen die Zahnärzte für ihre Dienstleistung, 7,6 % macht das Krankengeld aus und 6,3 % kosten die Heil- und Hilfsmittel. Fast 6 % verbraten die Krankenkassen selbst für ihre innere Verwaltung und Organisation. Dieser Verwaltungskostenanteil ist im Vergleich zu anderen Dienstleistungsunternehmen gewaltig.

Krankenhauseinweisungen, medizinische Diagnostik und die Verordnung von Arzneimitteln, die Bewilligung von

Kuren und die Bereitstellung von Heil- und Hilfsmitteln und die Lohnfortzahlung im Krankheitsfalle sind von ärztlicher Beurteilung und Entscheidung abhängig. Etwa 80 % der Mittelausgabe innerhalb der gesetzlichen Krankenversicherung und auch im Gesundheitswesen insgesamt sind von ärztlicher Entscheidung abhängig.

Der Arzt ist also der eigentliche Steuermann im Unternehmen Gesundheitswesen. Die ärztliche Profession sitzt an den Schalthebeln und stellt das leitende Management. Dieser globalen, systemsteuernden Aufgabe werden allerdings die ärztliche Selbstverwaltung und der einzelne Arzt nicht gerecht. Die Führungsinstrumente dieses leitenden Managements reichen nicht aus, um das Zusammenspiel aller Strukturen, Institutionen und beteiligten Menschen wirksam und auch preiswert zu steuern.

Das Unternehem Gesundheit in Deutschland hat zur Aufgabe, für möglichst viele Bundesbürger ein möglichst hohes Maß an Gesundheit zu liefern. Das heißt, daß alle Entscheidungen und Handlungen der Unterabteilungen, wie Krankenkassen, Krankenhausträger, Kassenärzte, Arzneimittelversorgung oder Hilfsmittelbereitstellung möglichst wirksam zum gemeinsamen Ziel beitragen müßten. Insbesondere die Ärzteschaft sollte mit den Krankenkassen gemeinsam Struktur und laufende Tätigkeit der Versorungs- und Betreuungseinrichtungen abstimmen und zielgerichtet optimieren.

Leider ist dies im deutschen Gesundheitswesen nicht der Fall. Alle Sektoren arbeiten gegeneinander, versuchen unter den bestehenden Systemzwängen möglichst lukrativ über die Runden zu kommen. Im Ergebnis haben wir das Bild eines Produktionsbetriebes, in dem nichts zusammenpaßt. Die Schwierigkeiten gleichen einem Automobilkonzern, in dem der Handel nicht das Produkt anbietet, das die Firma herstellt, oder daß das eine Fließband Räder fertigt, die zu den Achsen des anderen nicht passen und jedes Karosserieteil völlig eigenwillig eine andere Farbe besitzt.

Die Krankenkassen optimieren die Gelderverwaltung

ohne zu fragen, ob ihr Geld auch sinnvoll und angemessen eingesetzt wird. In den Verhandlungen mit den Ärzten beispielsweise fragt man mehr nach Kostendämpfung oder Honorarminimierung als nach sinnvollem Mitteleinsatz. Für die ambulant tätigen „Vertragsärzte" ist die optimierte Abrechnung vorgegebener Zwang, um wirtschaftlich überleben zu können. Optimierte Abrechnung ist aber oftmals nicht identisch mit optimaler Patientenbetreuung.

Wie schaut eine „optimierte Abrechnung" aus?

Praxisberater und Marketing-Spezialisten bringen heute dem Arzt bei, wie Patienten an das Kleinunternehmen Praxis gebunden werden, wie möglichst differenzierte Untersuchungen günstig im Rahmen der Einzelleistungsvergütung abzurechnen sind und der Krankenschein lukrativ ausgelastet wird. An einzelnen Krankheitssymptomen wird beispielsweise ein diagnostisches Ablaufschema mit Abrechnungsdiagrammen verknüpft und systematisch unterrichtet, wie die Gebührenordnungen immer möglichst unfangreich und widerspruchsfrei angerechnet werden können. Inzwischen gibt es auch EDV-Programme, die solche Abrechnungswege perfektionieren.

Kassenärztliche Tätigkeit wird zunehmend von Abrechnungszwängen überlagert; der einzelne Arzt ist gezwungen, das Spiel mitzumachen, damit er wirtschaftlich überlebt. Die ärztliche Gebührenordnung ist inzwischen ebenso praxisfeindlich wie die Werbung für Arzneimittel und das Umsatzmarketing der Pharmaindustrie.

Die Produzenten von Arzneimitteln bemühen sich, möglichst viel von ihren Produkten unter die Leute zu bringen und dafür auch die Ärzte als Verkaufsförderer zu funktionalisieren. Möglichst viele Pillen für möglichst viele Menschen sind aber längst nicht mehr identisch mit möglichst viel Gesundheit für möglichst viele Menschen. Die Zahl der Tablettensüchtigen und die ernstzunehmenden Nebenwirkungen eines überzogenen Arzneimittelkonsums sind nicht mehr zu verantwortende Produktionshemmnisse im Unternehmen Gesundheit.

Im Krankenhaus spielte bis zur Gesundheitsstrukturgesetzgebung die Belegung der Betten die größte Rolle. Das Krankenhausmanagement bemühte sich, kein Bett unbesetzt zu lassen, und alle Beteiligten orientierten ihre Handlungsweise an einer möglichst optimalen Bettenbelegung.

Die Frage, was der Patient erfährt, bevor er in ein Krankenhausbett kommt, wie es ihm darin ergeht, und was mit ihm passiert, wenn er dieses Krankenhausbett wieder verläßt, spielt dem gegenüber keine entscheidende Rolle.

Optimierte Bettenbelegung überwucherte seit Jahren eine optimale Patientenbetreuung. Das Verhältnis zwischen Technologie und Pflege entwickelt sich zu Lasten der Pflege, und manche Seelenlosigkeit im Krankenhaus ist unmittelbares Ergebnis eines seelenlosen Managementsprozesses, der nicht kranke Menschen als Produktionsziel, sondern lukrative Pflegesatzerreichnung zur Vorgabe setzt.

Die fehlende Zielorientierung aller beteiligten Sektoren am Gesundheitswesen und das desolate allgemeine Management im System der Gesundheitssicherung sind das Problem. Hier verschwinden Milliarden von Versichertengeldern. Die Vergeudungsraten sind hoch, und eine Entwicklung der Optimierungsreserven eröffnete die Chance, trotz begrenzter Mittel für die Krankenversorgung die heutige Qualität eher zu steigern als zu schmälern. Eine solche Absicht kann nur dann verwirklicht werden, wenn künftig die Krankenkassen und Ärztekammern beziehungsweise kassenärztliche Vereinigungen die Gesundheitsversorgung als Gemeinschaftswerk begreifen und sich gemeinsam bemühen, die Verhältnisse optimal zu gestalten und zu entwickeln.

Es muß Schluß sein mit dem bisherigen Gegeneinander, das Interessensphären verteidigt, Lobbyistenkämpfe zur Folge hat und der Hilfe für kranke Menschen wenig nutzt.

Die Arzneimittelindustrie ist ein Zulieferunternehmen für die Gesundheitsversorgung. Aufgabe der Ärzte ist es, auf Rationalität im Arzneimittelgebrauch zu achten. Der Arzt muß wie ein Schleusenwärter gegen die Tablettenflut angehen. Dazu muß die Ärzteschaft sich selbst immunisieren gegenüber den Werbekünsten und Verführungsangeboten der Arzneimittelproduzenten. Etwa fünf Milliarden DM fließen jährlich in diesen Beeinflussungsapparat. Gelder, die von Krankenversicherten aufgewendet und von Krankenkassen verwaltet werden. Fünf Milliarden DM sind das Äquivalent für 50 000 Arztstellen oder fast 100 000 Beschäftigungsmöglichkeiten für Krankenschwestern und -pfleger.

Mein Rezept für die Ärzteschaft insgesamt ist das souveräne Ausschöpfen der funktional vorhandenen Steuerungsmacht. Die Ärzteschaft muß sich insgesamt dazu befähigen, die begrenzten Mittel der gesundheitlichen Versorgung möglichst vernünftig und kostenwirksam einzusetzen. Sie muß sich dazu auch die nötigen Führungsinstrumente im systembezogenen Management bereitstellen.

Gesundheitspolitisches Schlagwort: Ärzteschwemme. Gibt es wirklich zu viele Ärzte? Ist die ärztliche Versorgung aller Bürger dieses Landes sichergestellt?

Wieviele Ärzte braucht die Bevölkerung? Eine Antwort auf diese Frage kann mit gültigen, wissenschaftlich fundierten Grundlagen nicht gegeben werden. Die Patienten, die um ärztliche Behandlung und Betreuung nachsuchen, klagen über fehlende Zeit, die der Arzt für sie hat. Alle Umfragen signalisieren das Bedürfnis, nach intensiveren Arzt-Patient-Kontakten und einer umfassenden, ausgiebigen Beratung. Die Zahl der Ärzte sagt wenig darüber aus, welche Medizin mit welcher Qualität und Wirksamkeit betrieben wird.

Im Gesamtbudget der gesetzlichen Krankenversicherung spielt die nackte Finanzierung ärztlicher Arbeitskraft eine geringe Rolle. Die ärztliche Arbeit ist billig, die von Ärzten forcierte Medizin ist teuer. Ein angestellter Arzt kostet bei voller

Arbeitszeit den Arbeitgeber etwa 100 000,– DM jährlich. Die Arbeitskraft bei vollem Einsatz von 100 000 Ärzten erfordert so zehn Milliarden DM. Insgesamt rechnen die Politiker und Standesfunktionäre mit einem Überhang von 50 000 zusätzlichen Ärzten bis zum Jahr 2000. Diese Zahl ausgebildeter und einsatzwilliger Kolleginnen und Kollegen im üblichen Rahmen zu beschäftigen, würde Kosten von fünf Milliarden DM verursachen.

Angesichts von circa 200 Milliarden DM Gesamtumsatz in der gesetzlichen Krankenversicherung erscheint diese Summe als gering. Der niedergelassene Kassenarzt erzielt im Durchschnitt ein Einkommen vor Steuern von 150 000,– DM im Jahr. Alle 90 000 niedergelassenen Ärzte erhalten für ihre nackte Arbeitszeit 13,5 Milliarden DM Entlohnung. Der ärztliche Dienst in den Krankenhäusern verursacht Kosten von knapp zehn Milliarden DM.

Im Kontrast dazu müssen die Dimensionen anderer Ausgaben betrachtet werden: Die pharmazeutische Industrie wendet, wie gesagt, etwa fünf Milliarden DM jährlich für absatzorientiertes Pharma-Marketing auf. Über die Arzneimittelpreise sind diese Kosten durch die Krankenversicherungen finanziert. Für mindestens fünf bis zehn Milliarden DM wandern jährlich ungebrauchte Arzneimittel auf dem Müll. Für sechs Milliarden DM konsumiert die Bevölkerung verordnete Arzneien mit umstrittener oder nicht erwiesener Wirksamkeit. In ihren Pro-Kopf-Ausgaben für Arzneien versorgen beispielsweise die Österreicher ihre Bevölkerung um 15 Milliarden DM preiswerter.

Das Problem sind also nicht die Zahl der Ärzte, sondern die Medizin, die von diesen Ärzten betrieben wird. Ein niedergelassener Arzt veranlaßt das Acht- bis Zehnfache an Kosten im Vergleich zu seinem Einkommen durch veranlaßte Leistungen im gesundheitlichen Versorgungssystem. Dort stekken Optimierungsreserven.

Die Zahl der niedergelassenen Vertragsärzte ließe sich für neun Milliarden DM verdoppeln, wenn diese neuen

Ärzte als Gesprächsärzte in den vorhandenen Praxen tätig würden und keine zusätzlichen Infrastrukturkosten verursachten. Aufgabe dieser „Gesprächsärzte" müßte es sein, einen rationalen Arzneimittelkonsum umzusetzen und durch intensive personale Betreuung Krankenhausaufenthalte oder unnötige fachärztliche Diagnostik zu vermeiden. Die dadurch entfaltete Optimierungsreserve und gleichzeitig qualitative Entwicklung der ambulanten ärztlichen Versorgung amortisiert sich von allein. Die Investition in 90 000 zusätzliche „Gesprächsärzte" lohnt sich durch die Vermeidung sonst anfallender Verordnungs- oder Überweisungskosten. Dies setzt allerdings die politische Entscheidung für eine Invesition in menschliche Zuwendung und nicht in apparative oder chemotherapeutische Betreuung voraus.

Die medizinische Versorgung der Bundesbürger ist ohne Zweifel weitestgehend sichergestellt. Nicht gewährleistet ist aber, wie ich meine, die ärztliche Versorgung. Die apparativtechnische Ausstattung und die Hilfe über Arzneimittel und Heil- und Hilfsmittel ist vorhanden; es fehlt an unmittelbar persönlich erbrachter ärztlicher Beratung und Betreuung.

Es lohnt also, durch sinnvolle ökonomische Anreize und veränderte Finanzierungsweisen in die ärztliche Arbeitskraft zu investieren und dadurch überflüssige oder zusätzliche medizinische Angebote zu minimieren. Mehr Ärzte für eine bessere Medizin ist das Ziel; es gibt zu wenig Ärzte, die sich Zeit nehmen zuzuhören und umfassend zu beraten, und zuviel Ärzte, die einen schnellen Praxisumsatz organisieren müssen. Gebraucht werden mehr Ärzte, aber nicht mehr Medizin!

Verdienen Deutschlands Ärzte zuviel – oder verdienen zu viele deutsche Ärzte zuviel?

Unter Chefärzten gibt es einige Spitzenverdiener, die mehr als eine Million jährliches Einkommen erreichen. Die Einkünfte insbesondere von Chefärzten im Labor- und Radiologiebereich stehen in keinem Verhältnis zu ihrer ärztlichen Leistung. Chefärzte in der Krankenversorgung älterer Menschen verdienen demgegenüber sehr viel weniger. Ihr Einkommen liegt in der Größenordnung von 120 000,– bis 150 000,– DM im Jahr.

Assistenzärzte verdienen weniger als 100 000,– DM im Jahr, die Ärzte im Praktikum sogar weniger als 50 000,– DM im Jahr.

Bei den niedergelassenen Ärzten gehören die Radiologen, Orthopäden und Hals-Nasen-Ohren-Ärzte zu den Spitzenverdienern mit Einkünften über 200 000,– DM jährlich. Allgemeinmediziner und praktische Ärzte verdienen ebenso wie Kinderärzte nur etwa 120 000,– DM vor Steuern. Das im Schnitt verfügbare Netto-Einkommen beträgt etwa die Hälfte; das ist nicht viel, weniger jedenfalls als heute ein Lehrer im öffentlichen Dienst verdient.

Die Unterschiede in der Einkommenshöhe zwischen den einzelnen Facharztgruppen sind fachlich nicht begründet. Die „Honorarverteilung“ ist historisch gewachsen und nicht mehr gerecht. Sinnvollere Honorarbedingungen und eine gerechte Verteilung der vorhandenen Honorare ermöglichen für alle Ärzte ein hinreichendes Einkommen. Eine gerechte und vernünftige Honorierung ärztlicher Arbeit könnte die ärztliche Selbstverwaltung aus eigener Kraft durchsetzen. Zeitorientierte Honorarsysteme würden die heutigen Fehlentwicklungen bereinigen und unmittelbare ärztliche Tätigkeit gegenüber dem exorbitanten Einsatz von Geräten und Tabletten belohnen. Optimierung in der Gesundheitsversorgung kann durch Rationalisierung im Bereich der Nebenkosten und verbesserte Honorare für die unmittelbare ärztliche Zuwendung erreicht werden.

Angesichts der Probleme in der Krankenversorgung sollten Kinderärzte und primärärztlich tätige Allgemeinmediziner oder Internisten ökonomisch privilegiert werden. Die ökonomischen Vorteile für hoch spezialisierte Facharztpraxen sind nicht problemgerecht.

Leider nicht nur ein Schlagwort: Kostenexplosion im Gesundheitswesen. Wer hat am meisten Schuld daran?

Das Gerede von der „Kostenexplosion" ist ein gesundheitspolitisches Schlagwort, das falsche Tatsachen vorgaukelt und Umverteilungsprozesse im Sozialstaat vorbereiten soll. Die wirklichen Verhältnisse sind differenziert. Ein international gebräuchliches Maß für die Kosten in der Gesundheitsversorgung sind die Prozentanteile an Ausgaben für das Gesundheitswesen bezogen auf das Bruttosozialprodukt, das Gesamteinkommen der jeweiligen Volkswirtschaft.

Im Jahr 1990 wurden in Deutschland 8,4% des Bruttosozialproduktes für gesundheitliche Dienste aufgewendet. Seit 1980 ist dieser Anteil nicht gestiegen. In Großbritannien flossen nur 6% des Bruttosozialproduktes in Gesundheitsausgaben. Die Vereinigten Staaten von Amerika wendeten demgegenüber 12,4% des Bruttosozialproduktes für Gesundheit auf. Amerika ist gleichzeitig das Land, das in den letzten Jahren spürbare Steigerungen dieses Anteils verzeichnete. In Deutschland kann von einer Kostenexplosion also keine Rede sein.

Dies gilt auch beim Vergleich der Ausgaben für Gesundheit mit der „Sozialleistungsquote". Für soziale Leistungen wurden im Jahr 1975 33,7% des Bruttosozialproduktes verwendet. 1990 lag diese Quote nur noch bei 29,4%. Das Sozialbudget umfaßt im wesentlichen die Leistungsfelder Gesundheit, Alter und Hinterbliebene, Ehe und Familie und Maßnahmen zur Beschäftigungsförderung. Die Ausgaben für Gesundheit liegen seit Jahren stabil bei rund 33% des gesamten Sozialbudgets.

Nur in der gesetzlichen Krankenversicherung gibt es überproportionale Ausgabenzuwächse in den letzten Jahren. Das hat zwei Gründe: Da der Anteil der Lohneinkünfte am Bruttosozialprodukt geringer wird, muß der Finanzierungsanteil aus Lohneinkünften allein zunehmen. Dahinter steckt die sozialpolitische Ungerechtigkeit, daß nur Lohnempfänger und nicht auch beispielsweise Kapitaleinkünfte für die Finanzierung der Krankenversicherung beigezogen werden. In der gesetzlichen Krankenversicherung ist gleichzeitig ein Generationsvertrag versteckt. Das heißt, die jungen Bürger finanzieren die Krankenversorgung der älteren mit.

Die allgemeine Krankenversicherung subventioniert aufgrund politischer Entscheidungen die Ausgaben der Krankenversicherung der Rentner. Im Jahr 1972 betrug dieser „Solidartransfer" 2,5 Milliarden DM, 1991 erreichte die Unterstützungssumme für die Krankenversicherung der Rentner aus der allgemeinen Krankenversicherung 36,8 Milliarden DM. Ohne diesen Solidarbeitrag für die Krankenversicherung der Rentner würden heute die Beitragssätze der Arbeitnehmer um ein Lohn-Prozent tiefer liegen als vor zehn Jahren. Die Steigerung der Krankenkassenbeiträge ist also im Solidarbeitrag für die Rentner und im sinkenden Anteil der Lohneinkünfte am Bruttosozialprodukt begründet.

Die politische Parole von einer „Kostenexplosion" verschleiert diese Tatsache. Der Staat und die öffentlichen Haushalte haben sich aus der Finanzierung der Krankenversorgung immer mehr zurückgezogen. Man darf also ehrlicherweise nicht von Kostenexplosion im Gesundheitswesen sprechen.

Das Problem der überproportionalen Kostensteigerung in der allgemeinen Krankenversicherung muß politisch gelöst werden. Dies beinhaltet eine Neuverteilung der Finanzierungslasten und selbstverständlich auch die Optimierung der Mittelverwendung im bestehenden Gesundheitswesen. Es ist naheliegend zu fordern, daß die Gelder der gesetzlichen Krankenversicherung kostenwirksam eingesetzt werden.

Was kostet im Durchschnitt das Studium, die Ausbildung eines Arztes?

Man schätzt heutzutage, daß die durchschnittlichen Kosten eines Studienplatzes für die Zeit eines Medizinstudiums bei 200 000,– DM bis 250 000,– DM liegen. Die Gesellschaft investiert also etwa eine Viertel-Million Mark in die Ausbildung einer Ärztin oder eines Arztes.

Kann jeder, der den Wunsch und das Zeug dazu hat, in Deutschland Arzt werden?

Der Zugang zur höheren Schulbildung hängt mit den sozialen Voraussetzungen des Schülers zusammen. Die staatliche Bildungspolitik hat die Chancen für Angehörige unterer Einkommensschichten spürbar verbessert. Ein Zugang zum Hochschulstudium der Medizin ist abhängig vom erreichten Notendurchschnitt im Abitur. Hier hat im Prinzip jeder gleiche Chancen und gleiche Rechte. Die soziale Anpassungsfähigkeit des Schülers jedoch nimmt Einfluß auf seinen Abiturerfolg.

Der Numerus clausus für das Medizinstudium stellt ein problematisches Auswahlprinzip dar. Schüler, die im heutigen Schulsystem besonders gute Noten erreichen, müssen nicht unbedingt die besten Ärzte werden. Die Auswahlprozesse begünstigen Anpassung und technische Verständnisleistungen, sie vernachlässigen Widerspruchsgeist und emotionales Einfühlungsvermögen. Die Leistungen, die das Abitur benotet, entsprechen nicht den Anforderungen, die an einen künftigen Arzt gestellt werden.

Zu Ihrer Vision von einem anständigen Gesundheitswesen gehören „zufriedene, ausgeglichene und in sich gefestigte Arztpersönlichkeiten". Abgesehen davon, daß sich jede Gesellschaft derart harmonisierte Menschen als Richter, Polizisten und Lehrer – zum Beispiel – wünscht, auf welchem Weg sind denn so rundum glückliche Mediziner herzustellen?

Ich bezeichne zufriedene, ausgeglichene und in sich gefestigte Arztpersönlichkeiten als ein Bildungsziel der ärztlichen Aus- und Weiterbildung. Es geht doch nicht um die Produktion harmonisierter Menschen, sondern um die bewußte Heranbildung von erwachsenen Personen, die gut mit sich selbst und ihren Bedürfnissen zurechtkommen. Eine solche Bildung muß die Arbeit an der eigenen Person und ihrem Wachstum ebenso berücksichtigen wie das Pauken von biologischen Fakten oder das Training von handwerklichen Fertigkeiten. Reflektierte Selbsterfahrung ist der Weg, mit dem personale Wachstumsprozesse unterstützt werden. In der freien Wirtschaft sind solche Ausbildungsverfahren zur Ertüchtigung von Persönlichkeiten längst selbstverständlich geworden. Leitende Manager in der Industrie müssen auch ein hohes Maß an emotionaler Stabilität und Selbstsicherheit besitzen.

Es erscheint mir selbstverständlich, daß in einem „Beruf für Menschen" die Kultivierung des menschlichen Potentials wichtig genommen wird. Es geht nicht darum, in der Arztausbildung perfekte Menschen zu erziehen, sondern darum, bewußte, reflektierte und selbständige Persönlichkeiten zu fördern. Die autonome Arztpersönlichkeit ist die Grundlage für eine ärztliche Hilfe, die Patienten nicht entmündigt, sondern ebenfalls zur Autonomie ermutigt.

Reflektiert die Zahl der praktizierenden Ärzte in der Bundesrepublik die demoskopische Situation der Geschlechter?

In der Bevölkerung beträgt das Verhältnis von Frauen zu Männern etwa 50:50. Der Anteil von Ärztinnen liegt in den westdeutschen Ländern bei 34 %, in den neuen Bundesländern bei 65 %. Nach wie vor sind Männer im ärztlichen Beruf überproportional vertreten. Der Arztberuf unterscheidet sich darin nicht von anderen freien Berufen.

III.

KRANKHEIT IST EIN SCHREI DES KÖRPERS – UND NIEMAND KANN GERADE GEHEN, SOLANGE DIE GESELLSCHAFT SCHIEF LIEGT

Noch ein Zitat von Ellis Huber: „Die Ärzteschaft steht vor der Entwicklung einer Theorie und Praxis der Humanmedizin, die das Denken und Handeln in den nächsten Jahren revolutionieren wird." Welche Faktoren machen diese Entwicklung imperativ, wie muß in Zukunft gedacht und gehandelt werden und – keine Revolution ohne Leidtragende – wer sind denn die Opfer?

Die Krankheiten der Bevölkerung haben sich in den letzten hundert Jahren grundlegend verändert. An die Stelle der Infektionskrankheiten sind chronische Krankheitsbilder getreten, Altersgebrechen, Behinderung durch unheilbare Krankheiten, Störungen der psychischen oder sozialen Sicherheit, und der Gesundheit abträgliche Lebensgewohnheiten oder Umweltbedingungen.

Liebe ist nun mal keine Frage des Hormonspiegels, und die Einsamkeit oder das Herzeleid eines alten Menschen unter uns läßt sich durch Valium oder vergleichbare Beruhigungsmittel nicht dämpfen. Luftverschmutzung und Umweltschäden übersteigen das Bewältigungsvermögen des einzelnen Menschen. Streßphänomene beeinflussen individuelle wie soziale Kreisläufe. Soziale Krisensituationen, wie Arbeitslosigkeit oder Unfälle können ganze Familien „kränken". Auch der Mißbrauch medizinischer Möglichkeiten, der Konsum von Schmerzmitteln beispielsweise, produziert Krankheiten.

Der einzelne Mensch und die Gesellschaft stehen in einem Wechselverhältnis zueinander. Gesundheit bezeichnet so etwas wie die geglückte Integration der inneren Möglichkeiten eines Menschen mit seinen äußeren Bedingungen. Krankheit wird dann zum Signal einer mißglückten Integration der inneren und äußeren Verhältnisse beim Kranken. Krank erscheint so ein spezifisches Interaktionsgefüge oder Beziehungsnetz, das körperliche, seelische und soziale Dimesionen einschließt. Auch mentale oder spirituelle Kräfte nehmen Einfluß auf das Befinden von Gesunden und Kranken. Schmerzen können durch eine Anhebung des Glückspegels ebenso bekämpft werden wie durch chemische Schmerzmittel.

Krankheit ist immer auch ein Schrei des Körpers gegen unzumutbare Lebensbedingungen oder Lebensverhältnisse. Der Kranke spricht zu seiner Umgebung und zu seinen Mitmenschen. Das Zeichen der Krankheit vermittelt Botschaften für den Betroffenen selbst aber auch für seine Angehörigen, Bekannten und seine soziale Gemeinschaft.

Wir alle, besonders aber wir Ärzte, müßten lernen, in solch komplexen Wechselwirkungen zu denken und zu handeln. Die Sorge für die Gesundheit beinhaltet daher Eingriffe in Beziehungsnetze oder Interaktionsgefüge. Die ganzheitliche Realität eines kranken Menschen muß gesundheitsdienlicher oder heilend umgestaltet werden. So tritt neben die individuelle Hilfe für Arme, Kranke und Schwache gleichzeitig auch die soziale Aufgabe, „kränkende" oder gesundheitsgefährdende Verhältnisse und Bedingungen zu verändern.

Die Bandscheiben eines Ischiatikers artikulieren beispielsweise über den Schmerz ein individuelles Haltungsproblem. Gleichzeitig drückt dieser Schmerz aber auch den Druck einer gesamtgesellschaftlichen Fehlhaltung aus. Es kann nun mal keiner gerade gehen, solange die Gesellschaft schief liegt.

Soll das heißen, daß es Gesellschaftssysteme gibt, in denen keine Bandscheiben mehr verschlissen werden?

Aber nein! Jede Gesellschaft produziert ihre Krankheiten, und es gibt soziale Verhältnisse, die mit mehr oder weniger Bandscheiben-Verschleiß einhergehen. Wir müssen uns fragen, was die spezifischen Probleme der Menschen sind, die Hexenschüsse und Bandscheibenschäden bekommen, was ihre besonderen Eigenschaften und Verhaltensweisen ausmacht. Die Psychosomatiker beschreiben, wie Patienten mit Rückenleiden durch Getriebenheiten und Tatendrang geprägt sind, sich selbst überfordern und Zeit ihres Lebens gegen Kränkungen und eigene Schwächen angehen. Rücken-Patienten müssen sich durch „Stärke" beweisen und „Rückgrat" zeigen, im Leben behaupten. Sie zeigen Verhaltensweisen einer kämpferischen Betriebsamkeit und unermüdlichen Arbeitwut, sie sind von einem Durchhaltesyndrom beherrscht. Die aufrechte Haltung wird dann zum Problem, denn hinter der aufrechten Haltung verbergen sich Unsicherheit, Schutzbedürftigkeit und Angst vor Hingabe. Menschen mit Rückenschmerzen leben oft hoch-flexibel, wechsel häufig die Arbeitsstelle und die persönlichen Beziehungen. Die Suche nach Unabhängigkeit, Bewegungsfreiheit und Autonomie und das ständige Streben nach Überlegenheit gegenüber anderen Menschen stehen im Vordergrund. Es sind Menschen, die überall gebraucht werden müssen, selbst aber niemanden brauchen wollen.

Eine sensible Beobachtung der gesellschaftlichen Verhältnisse verdeutlicht, daß solche Eigenschaften mit den

Notwendigkeiten einer hoch industrialisierten, spezialisierten, arbeitsteiligen Gesellschaft zusammentreffen. Flexibilität, Autonomie, Unabhängigkeit und unermüdlicher Ehrgeiz stützen gerade das Gerüst unserer Konkurrenz-, Konsum- und Leistungsgesellschaft. Wer dauernd angestrengt Überlegenheit und Stärke beweisen muß, verliert den natürlichen Rhythmus von Anspannung und Entspannung, er verkrampft und seine Muskulatur im Lendenbereich steht unter Dauerspannung. Dort verleiblicht sich die chronisch-aufrechte Haltung und die Haltungsstörung. Die Dauerspannung erscheint dann als tastbare, bretttharte Muskelverspannung. Die prall-elastische, gefäßlose Bandscheibe unterhält ihren Stoffwechsel durch Druckschwankungen und die dadurch ermöglichte wechselnde Wasseraufnahme und Wasserabgabe. Die Dauerspannung der Muskulatur verhindert den natürlichen Stoffwechsel der Bandscheibe und läßt sie verständlicherweise austrocknen, degenerieren und schließlich verschleißen.

Ärzte mit bio-energetischen Kenntnissen sehen im unteren Teil des Rückens zwei entgegengesetzte Kräfte aufeinandertreffen. Die eine repräsentiert die verschiedenen Druckbelastungen, die von oben einwirken: Ansprüche von Vorgesetzten, Pflichten, Schuldgefühle, normative Zwänge der jeweiligen Kultur . . . Die andere repräsentiert die eigene Kraft von unten, die Fähigkeit, den verschiedenen Anforderungen und Bürden des Lebens aufrecht standzuhalten.

Es gibt keine Trennung zwischen Körper und Seele. Ein moderner Arzt muß in der Lage sein, bei Rückenpatienten somatische und psychische Komponenten integriert zu betrachten. Ein – im kausalen und mechanistischen Denken verhaftetes – biomedizinisches Modell mißachtet die Natur der Kranken. Wer Schmerzen ausschalten und abtöten will, wird zu aggressiven Behandlungsmethoden verführt, ohne den Sinn des Symptoms und die Not der Patienten wirklich zu begreifen. Die Reduktion der Rückenschmerzen auf eine degenerierte Bandscheibe, das Festhalten an einem physikalischen Krankheitsbegriff beseitigt einen oberflächlichen Defekt, operiert das Symptom, aber auch die Sprache aus dem Leib, und zurück bleibt eine aktivistische Zufriedenheit beim Arzt und neue Hilflosigkeit beim Patienten.

Die degenerierten Bandscheiben enthalten die Information eines chronisch angespannten Rückens. Im verkrampften Rücken, in der harten Muskulatur ist die Information eines biographischen und aktuellen menschlichen Schicksals festgeschrieben. Das individuelle Schicksal spricht über Lebensverhältnisse und Beziehungsstrukturen. Diese wiederum sind Bestandteil einer spezifischen gesellschaftlichen Kultur. Eine Zivilisation, in der nur die Menschen etwas zählen, die es „zu etwas gebracht haben" und die sich nie unterkriegen lassen, eine Gesellschaft, die Erfolg und Leistung über alles stellt und versagende, leidende Menschen ausgrenzt, fördert zwangsläufig und gleichzeitig Rückenleiden.

Wenn die ausgetrocknete Bandscheibe eben Informationen über die Haltungsschwächen der gesamten Gesellschaft in sich gebettet hat, müssen Arzt, Psychotherapeut, Sozialarbeiter und Gesundheitspolitiker gemeinsam und miteinander an der Entfaltung dieser Information arbeiten und ein kulturelles Umdenken fördern.

Einseitiges Denken in mechanisitischen, körperfixierten Modellen von Krankheit wird dem Kranksein in der Regel nicht gerecht. Die Medizin von Morgen muß begreifen, daß Krankheiten auch fehlgeleitete Wechselbeziehungen zwischen Individuum und sozialer Gemeinschaft, oder mangelnde Integration zwischen Anspruch und Leistung beim Kranken zum Ausdruck bringen.

Es geht darum, in Beziehungsstrukturen zu denken und Körperzeichen ganzheitlich zu verstehen.

Ein Gesellschaftssystem ohne Krankheiten gibt es nicht. Der Kampf gegen die Krankheit ist immer nur das Bemühen, weniger Krankheit oder mehr Gesundheit zu ermöglichen. Bandscheibenerkrankungen schildern wie eine Parabel das komplexe Verknüpfungsgeflecht zwischen Körper, Mensch, individueller Biographie und sozialen Bedingungen.

Die Symptome einer Krankheit berichten, so gesehen, von einer individuell-biographischen und von einer kollektiv-kulturellen Geschichte. Die Kunst des Heilens in unserer Zeit besteht nun darin, die individuelle Hilfe mit einer öffentlichen Information zu vernetzen. Soziale Gesundheit heißt, den einzelnen Menschen aufzurichten und die soziale Gemeinschaft über ihre Fehlhaltungen zu unterrichten. Der Kampf der Medizin gegen die Rückenleiden ist eine Aufgabe, die individuelle und soziale Verhältnisse, körperliche, seelische und kulturelle Wurzeln einbeziehen muß.

Ärztliches Denken und Handeln ist von Denkmodellen und Leitideen abhängig, die ihrerseits wiederum Teil einer gesellschaftlichen Kultur darstellen. Die Geschichte der Heilkunde spiegelt auch die Höhen und Tiefen der politischen Kultur wieder. Heute theoretisieren und praktizieren in der institutionalisierten Medizin drei Leitideen nebeneinander her: ein mechanistisches, ein humanistisches und ein ökologisches Paradigma.

Die allerorten noch dominierende Leitidee der technischen Zivilisation reduziert Krankheitsprobleme auf körperliche Defekte und perfektioniert die Beherrschbarkeit körperlicher Ereignisse mit mechanistischen Methoden. Das Leben der Menschen wird in Maschinenbilder übersetzt, und die Erfolge in der Diagnostik und Therapie körperlicher Krankheiten sind Reparaturprozesse an defekten Körper- oder Lebensmaschinen.

Für die körperorientierte, technisch denkende Medizin ist Leben heutzutage am Beginn und am Ende manipulierbar geworden. Die technische Perfektion einer Herzoperation löst aber nicht die Probleme, die „zu Herzen gehen". Zusammenhänge zwischen Bluthochdruck, Bluttfettspiegel und anderen Risikofaktoren mit Herzkrankheiten sind ebenso sicher wie der Einfluß von Streß, sozialer Isolation oder sozialer Ungleichheit. Die Einbettung eines Menschen in familiäre, freundschaftliche, nachbarschaftliche oder kollegiale Bezüge schützt auch das „Pumpwerk" seines Kreislaufes vor Gefährdung. Naturwissenschaftliches Denken und perfektes biomedizinisches Handeln laufen Gefahr, eine Medizin für Körper ohne Seelen und Kultur zu befestigen.

Dieses Dilemma kennzeichnet viele Institutionen der heutigen Gesundheitsversorgung. Manches Krankenhaus wirkt auf den Patienten wie eine hochdifferenzierte Reparaturfabrik. Ärzte sprechen weniger über Personen und mehr von „der Galle auf Zimmer 5" oder „dem Herzinfarkt auf Zimmer 3". Denk- und Handlungsweisen dieser Art von Medizin sind Ergebnis des biomedizinischen Leitbildes, das zwischen Körper und Seele eine Grenze zieht.

Mit dieser Biomedizin streitet seit Beginn dieses Jahrhunderts die Theorie und Praxis einer psychoanalytischen, verhaltensbiologischen oder humanistischen Medizin. Parallel zur Körpermedizin ohne Seele entwickelte sich eine Seelenmedizin ohne Körper. Wir wissen, daß die Persönlichkeit des Menschen prägend für seine Krankheiten und seine Bewältigungsmöglichkeiten bei der Krankheit sind. Die Berücksichtigung der Biographie und der inneren Welt eines Menschen ermöglicht Hilfen für psychosomatische und seelische Leiden, die der naturwissenschaftlichen Medizin völlig verschlossen sind. Der Körper drückt aus, was im Leben kränkt, Kopfschmerzen bereitet, auf die Nieren geht oder über die Leber läuft. Wenn ein Herz bricht, steckt dahinter nicht nur ein Blutgerinnsel in einer Herzkranzarterie.

„Wenn ein Herz bricht, steckt dahinter nicht immer nur ein Blutgerinnsel in der Herzkranzarterie", sagen Sie. Das kann aber doch nicht bedeuten, daß jeder Herzinfarkt psychosomatische oder soziale Urachen hat!?

Aufgabe der heutigen Medizin ist es, die unselige Trennung zwischen Körper und Seele zu überwinden. Die Unterscheidung zwischen körperlichen und psychosomatischen Ursachen geht an der Natur der meisten Krankheiten völlig vorbei. Krankheit entsteht im Zusammenspiel von genetischer Disposition, individueller Lage und sozialer Einbettung. In einer ganzheitlichen Betrachtungsweise gibt es eine Beziehung zwischen Molekülen, Zellen, Organen, Organismus, Mensch, Familien, Gemeinden und kulturellem Raum. Jeder Herzinfarkt ist zunächst ein körperliches Ereignis, das mit Körpermedizin behandelt werden muß. Aber bereits die Verarbeitung eines Herzinfarktes ist sehr stark von Gefühlen und dem individuellen Lebensraum des Patienten abhängig. Die Herzinfarkt-Raten sind in den einzelnen sozialen Schichten unterschiedlich hoch. Der Fließbandarbeiter erleidet häufiger Herzinfarkte als der leitende Manager. Dies beweisen sozial-epidemiologische Untersuchungen.

Ebenso gibt es nachweisliche Unterschiede in der Zahl von Herzinfarktereignissen von Land zu Land trotz vergleichbarer Verhältnisse. In den USA sind die Herzinfarkte in den vergangenen Jahren spürbar zurückgegangen, in der Bundesrepublik Deutschland aber nicht.

Die körperliche Erkrankung ist zumeist der Endpunkt eines lang dauernden Entwicklungsprozesses. Die Voraussetzungen für die Häufigkeit von Erkrankungen lassen sich verändern, wenn gesundheitsförderliche Bedingungen oder kränkende Verhältnisse in den Gesellschaften sich ändern. Jeder Herzinfarkt hat körperliche, psychosomatische und soziale Wurzeln. Die Überwindung eines Herzinfarktes benötigt günstige, körperliche, seelische und soziale Verhältnisse.

Die Seelenmedizin ist heute breitbasig entwickelt und besitzt vielfältige psychotherapeutische Methoden zur Hilfe für kranke Menschen. Die psychosozial orientierte, sehr stark auch von geisteswissenschaftlichen Erfahrungen profitierende Medizin ist in die schulmedizinischen Institutionen nur selten integriert. Psychotherapie hat noch längst nicht die Bedeutung erlangt, die ihr angesichts der seelischen Schmerzen und Krankheiten im Lebensalltag der heute lebenden Menschen zukommen müßte.

So gibt es beispielsweise psychosomatische Kliniken vornehmlich im Sektor der Rehabilitation. Die Patienten sind durchschnittlich sechs bis sieben Jahre durch die ambulante kassenärztliche Versorgung und akute Krankenhausbetten geirrt, bis sie fachkundige Hilfe erhalten. Diese strikte Trennung von psychosomatischer Reha-Medizin und akuter Krankenversorgung gibt es nur in Deutschland. In allen anderen Ländern bemüht man sich psychosomatische Herangehensweisen in die allgemeine Krankenversorgung zu integrieren. Eine Gesamtsicht des kranken Menschen wird im bundesdeutschen Gesundheitswesen nur in Ansätzen und an vielen Stellen gegen Widerstände durchgesetzt. Psychosomatische Aspekte finden in der Ausbildung von Medizinern zu wenig Platz, und die psychosoziale Kompetenz und die Fähigkeit, bei seelischen Leiden richtig zu helfen, wird Ärztinnen und Ärzten zu wenig vermittelt.

In den letzten Jahren wuchsen die Versuche einer integrierten psychosomatischen und psychosozialen Medizin. Die Leitbilder im Denken und Handeln von modernen Medizinern werden mehr und mehr ökologisch und psychosozial. Man bemüht sich, das Individuum im Wechselverhältnis zu seiner sozialen Umgebung zu sehen, und Krankheiten als Ergebnis des jeweiligen Lebensbildes.

Verhältnisse und Entwicklungen in der sozialen Gemeinschaft können schlechte Gesundheit hervorrufen oder gute Gesundheit fördern. Sozialwissenschaftliche und sozialmedizinische Forschung zeigen auch, daß sich die Gesundheitsprobleme der Industrienation mit Mitteln der Biomedizin und der Psychotherapie alleine nicht bewältigen lassen.

Es geht auch darum, eine gesundheitsgerechte Umwelt zu gestalten, die gleichzeitig gesunde Lebensweisen ermöglicht und im Krankheitsfall die Bewältigungskräfte der betroffenen Menschen und ihrer Umgebung stärkt.

Solch neue und integrative Konzepte versuchen, physikalische, chemische, biologische, psychische, soziale, politische und kulturelle Aspekte der menschlichen Realität zu berücksichtigen. Ein solches ökologisches Denken und Handeln eröffnet das Haus einer „Theorie und Praxis der Humanmedizin“, die besser ist als der heutige gespaltene Zustand unterschiedlicher Schulen und Orientierungen. Die Zielsetzung dieser Medizin ist nicht die Reparatur defekter Körper, die Befriedigung gekränkter Seelen, sondern die Hilfe zu mehr Autonomie bei körperlichen, seelischen oder sozialen Handicaps für die Betroffenen. Die Ansätze betreffen dabei jeweils immer den einzelnen Menschen und seine Umwelt gleichermaßen, mal wird die Hilfe eher individuell, mal eher sozial organisiert.

Die neue Medizin ist die Antwort auf die neuen Probleme unserer Zeit. Die Zivilisationskrankheiten machen die Entwicklung einer ökologischen Medizin imperativ. Auf der Strecke bleiben müssen dabei diejenigen Mächte, die heute an der fehlgeleiteten Medizin profitieren und mit fragwürdigen Angeboten Gewinne machen. Die Krankenkassen geben beispielsweise sehr viel Geld für chemische Durchblutungsförderung aus, obgleich die Medizin weiß, daß solche Medizin weniger wirkt als körperliche Bewegung oder eine soziale Aufgabe.

Das heißt, ein See-Spaziergang – am besten zu zweit plaudernd – ist besser als eine Tablette, und eine Oma, die auf Kinder aufpaßt, ihre Enkel betreut, wird dadurch mehr auf Trab gehalten als durch eine Pille.

Sinnverlust und Perspektivlosigkeit von Menschen produziert Unsicherheiten und Schwindelattacken. Soziale Durchblutungsförderung wäre wirksamer als die Gabe fragwürdiger Tabletten. Selbstverständlich müßten bei einer derartigen Entwicklung die „Pillendreher von heute“ zu den „Krankenpflegern von morgen“ umgeschult werden.

Erklären Sie bitte den Begriff „gläserner Arzt“.

Das eingängige Bild vom „gläsernen Menschen“, „gläsernen Patienten“ oder „gläsernen Arzt“ löst in der Regel widersprüchliche Assoziationen aus: Einige thematisieren damit die düstere Vorstellung eines völlig verplanten und durchleuchteten, allseits kontrollierten Menschen. Andere erkennen damit die lichte Perspektive eines offenen, klaren und transparenten Verhältnisses. Der Arzt übt seinen Beruf nicht im Dunklen aus. Wenn er seine Aufgabe ernst nimmt, ist er auch bereit, Schwächen und Stärken, Möglichkeiten und Grenzen seiner Tätigkeit offenzulegen.

Nach meiner Überzeugung muß der moderne Arzt bereit sein, seine Hilfe so transparent zu gestalten, daß jeder Patient eine möglichst gute Beurteilungschance besitzt. Ein guter Arzt fürchtet die Kontrolle oder Qualitätssicherung seiner Tätigkeit nicht. Da der Arzt Anwalt für die Gesundheitsinteressen des einzelnen Menschen und der Bevölkerung ist, sollte er in jedem Fall bereit sein, sich zu öffnen und seine Leistungen transparent zu machen. In einer demokratischen Gesellschaft ist dies auch die Basis dafür, daß die soziale Verpflichtung des ärztlichen Berufs eingehalten werden kann. Ärztliches Kastendenken oder berufsständische Borniertheit sind nicht mehr zeitgemäß. Die Ärzteschaft insgesamt darf sich nicht von der öffentlichen Diskussion abschotten und ein Herrschaftsgefüge im Staate bilden, das Außenstehende nicht mehr durchschauen können. Selbstherrliche Arroganz und ständische Überheblichkeit sind Gefahren, die nicht zur Entwicklung einer sicheren Medizin beitragen, sondern Fehlentwicklungen verschleiern können. Eine selbstbewußte und autonome ärztliche Profession hat keine Angst vor Öffentlichkeit.

Wie haben denn die Ärzte, die Gefahr der Generalisierung mal bewußt in Kauf genommen, das DDR-Regime überstanden?

Die Mehrzahl der Mediziner in der ehemaligen DDR waren Ärztinnen. In der ambulanten Versorgung lag ihr Anteil über 65 %. Wie in allen Staaten des realen Sozialismus war auch in der DDR der Arztberuf nicht privilegiert. Das durchschnittliche Einkommen eines Arztes lag oft unter dem eines Facharbeiters. Gleichzeitig standen für die Versorgung der Bevölkerung weitaus weniger materielle Mittel zur Verfügung als in der Bundesrepublik Deutschland. Wo im Westen Deutschlands etwa 4000,– DM pro Bürger für gesundheitliche Dienste aufgewendet wurden, gab das DDR-Gesundheitswesen nur 1000,– „Ost-Mark" aus. Unter Berücksichtigung der Kaufkraft war die materielle Ausstattung des DDR-Gesundheitswesens schlechter als das der Türkei. Demgegenüber erreichte die Patientenbetreuung erstaunliche Wirksamkeit. Die Ärztinnen und Ärzte waren gewohnt, mit höchst begrenzten Mitteln ein optimales Ergebnis zu erreichen. Eine besondere Befähigung der ehemaligen DDR-Ärzteschaft liegt in ihrer Kunst der Mitteloptimierung. Von dieser Fachlichkeit kann das deutsche Gesundheitswesen in Zukunft noch profitieren. Es wird, wie gesagt, darum gehen, mit begrenzten Mitteln eine möglichst gute Gesundheitsversorgung für die Bevölkerung zu organisieren.

Die Ärzteschaft der DDR stand immer im latenten Konflikt mit dem Staat. Etwa 200 bis 300 Ärztinnen und Ärzte verließen jährlich ihr Land. Sie flohen von Ost nach West. Die Skepsis gegenüber dem Staat und das Engagement für die praktische Patientenversorgung kennzeichneten die DDR-Ärzteschaft und nur in Einzelfällen konnte eine mißbräuliche Nutzung des ärztlichen Berufes nachgewiesen werden. Insgesamt ließ sich die DDR-Ärzteschaft für staatliche Interessen nicht einspannen. Darin unterscheidet sich die Ärzteschaft in der zweiten deutschen Diktatur von der Ärzteschaft im Nationalsozialismus, die sich der Staatsdoktrin mehrheitlich unterordnete.

Apparatschiks, Karrieristen und wissenschaftlichen Ehrgeiz gegen die Menschenwürde gibt es auch im Westen. Die Verführbarkeit durch materielle Reichtümer ist in den westdeutschen Medizinsystemen eher stärker. Natürlich gab es auch in der ehemaligen DDR Mitläufer, Karrieristen und dogmatische Parteigänger. Ihr Anteil in der Ärzteschaft blieb jedoch in der Minderheit.

Die materielle Armseligkeit des DDR-Gesundheitswesens hatte zur Folge, daß Ärztinnen und Ärzte ihre fachlichen Sinne schärfen mußten und die ärztliche Kunst in überdurchschnittlichem Maße kultivierten. Ärztliche Diagnostik und Therapie unterschieden sich von den westlichen Gegebenheiten durch die geringe technologische und bescheidene pharmakotherapeutische Ausrichtung. Die fachliche Erfahrung und die ethische Verläßlichkeit der Ärzteschaft aus der ehemaligen DDR wird sich positiv für die Zukunft der deutschen Medizin auswirken.

Sie haben den Begriff „aufwendige Defensiv- und Absicherungsdiagnostik" formuliert. Was bedeutet das?

Der „Machbarkeitswahn" in der Medizin besitzt Nebenwirkungen: Die Bevölkerung ist vom Perfektionismus moderner medizinischer Diagnostik und Therapie überzeugt und erwartet absolute Fehlerlosigkeit. Die ärztlichen Repräsentanten haben allzu lange diesen Fehlglauben in der Bevölkerung nicht abgebaut und mit ihrer fehlenden Darstellung der Grenzen medizinischen Handelns zur überhöhten Medizingläubigkeit im öffentlichen Bewußtsein beigetragen. Die Arzt-Patienten-Krise spiegelt sich in einer Beziehungsneurose, in der Mediziner mehr vorgaukeln, als sie wirklich vermögen, und die Patienten Wunder erwarten, wo unheilbares Leiden im Leben bewältigt werden muß.

Überhöhte Selbstdarstellung der Medizin und überzogene Erwartungen der Patienten produzieren zwangsläufig Konflikte, die sich beispielsweise in den USA noch sehr viel mehr als in Deutschland in juristischen Auseinandersetzungen und Gerichtsstreitigkeiten ausdrücken. Juristen fordern dann alles medizinisch Machbare und vernachlässigen das menschlich Sinnvolle. In dieser Konfliktlandschaft sehen sich viele Ärzte gezwungen, alle medizinisch mögliche Diagnostik einzusetzen, um nichts falsch zu machen. Die technologischen Fortschritte führen in eine Sackgasse. Das technisch Machbare übersteigt oftmals das menschlich sinnvolle und angemessene Handeln. Lebensverlängerung um jeden Preis oder invasive, eingreifende Diagnostik ohne Rücksicht auf mögliche Risiken sind ethisch fragwürdig.

Der Einsatz aller medizinischen Möglichkeiten kann inhumane Strukturen und Haltungen erzeugen. Ein menschliches Gesundheitswesen muß ständig über die Grenzen und Möglichkeiten der Medizin reflektieren und manches Machbare auch unterlassen, weil dies menschlicher ist.

Sind sich Deutschlands Mediziner ihrer sozialen Verpflichtung bewußt oder haben sie Schwierigkeiten, die Verantwortung zu akzeptieren? Blockt Elite-Denken das soziale Engagement?

Ich wiederhole: Der Arzt dient der Gesundheit des einzelnen Menschen und der gesamten Bevölkerung. Gesundheit ist immer individuelles und soziales Gut, Krankheit individuelles und soziales Problem. Der Arzt steht zwischen Individuum und sozialen Verhältnissen und er muß Dolmetscher sein zwischen der Zeichensprache der Krankheiten und den Verhältnissen in der sozialen Gemeinschaft. Für die Gesellschaft ist der Arzt Träger des gesundheitlichen Gewissens.

Die deutsche Ärzteschaft hat diese soziale Dimension ihres Berufes zu wenig gesehen und gepflegt. Es ist einfacher, sich in die „Labor-Welt" einer individuellen Arzt-Patient-Vereinzelung zurückzuziehen. Man versteckt Krankheiten und Kranke hinter Krankenhausmauern und Praxistüren. Dieses „Valium für das Volk" ist unter den herrschenden Verhältnissen der medizinischen Versorgung gleichzeitig lukrativ. Aber eine Umkehr bahnt sich an: Ärztinnen und Ärzte in sozialer Verantwortung engagieren sich mehr und mehr im öffentlichen Raum. Solche Mediziner äußern sich parteiisch gegen Umweltzerstörung, Kriegsbedrohung und soziales Unrecht.

Ärztekammern, das ist die Gemeinschaft aller in einer Region lebenden und arbeitenden Ärztinnen und Ärzte, haben die Aufgabe, die öffentlichen Interessen mit den innerärztlichen Erwartungen in Einklang zu bringen. Es ist ihre Aufgabe, einen Dialog zwischen Ärzteschaft und Öffentlichkeit so zu organisieren, daß im Austausch miteinander jede Seite die andere respektieren lernt. Die egoistischen Interessen der Ärzteschaft können nicht immer identisch sein mit den Gesundheitsinteressen der Bevölkerung. Gleichzeitig dürfte aber eine Ärzteschaft, die als Anwalt für die Gesundheitsinteressen der Menschen politisch auftritt, hohe öffentliche Anerkennung und Belohnung erhalten.

In der Bundesrepublik Deutschland ist die ärztliche Selbstverwaltung in den Ärztekammern und Kassenärztlichen Vereinigungen zum berufsständischen Lobbyistentum degeneriert. Man kämpft für die gruppenegoistischen Interessen der Ärzteschaft gegen Staat und Gesellschaft, wie sich exemplarisch in den Auseinandersetzungen zum Gesundheitsstrukturgesetz 1993 zeigte. Große Teile der Bevölkerung können diese Einseitigkeit nicht mehr nachvollziehen und reagieren mit Mißtrauen und Ärger. Eine zeitgemäße ärztliche Selbstverwaltung erkennt diese Kluft zwischen berufsständischer Interessenslage und öffentlichem Bedürfnis. Es ist die Aufgabe von Ärztefunktionären, den einzelnen Ärztinnen und Ärzten zu vermitteln, was ihre soziale Aufgabe ist. Der Arzt steht in sozialer Verantwortung und die Ärzteschaft insgesamt muß die soziale Integration ärztlicher Berufsausübung sicherstellen.

Sie haben den Reizbegriff „Absahne-Verhalten der Professionellen" in die Debatte geworfen. Können Sie diese Verhaltensweise mal durch ein paar Beispiele verdeutlichen? Und haben Sie in den vergangenen fünf Jahren Verhaltensveränderungen registrieren können?

Der kranke Mensch ist immer bereit viel zu geben, wenn er wirksame Hilfe erhält. Der Mensch mit Krebs sucht mit allen Mitteln nach Heilung. Der Kranke ist kein mündiger Konsument. Wer krank ist, ist immer auch ausgeliefert und abhängig. In dieser natürlichen Situation müssen professionelle Helfer ihre soziale Bescheidenheit herausbilden und in den eigenen Reihen menschliche Verläßlichkeit kultivieren. Es ist nämlich allzu einfach, Krankheit als profitables Geschäft auszunutzen.

Wenn die Ärzteschaft insgesamt sich selbst ein Honorarsystem gibt, in dem die Behandlung der Krankheit besser bezahlt wird als der Schutz von Gesundheit oder Verdienstmöglichkeiten nur im Krankheitsfalle bestehen, gibt es ökonomische Anreize dafür, die Krankheit aufrechtzuerhalten, wo Trost und Ermunterung besser wären. Herzstiche aufgrund einer verzwickten familiären Situation bieten Gelegenheit für breite diagnostische Aktionen, ohne wirkliche Hilfe zu vermitteln. Die völlig normalen Kreislaufinstabilitäten von älteren Menschen – Schwindel ist das häufigste in Kassenarztpraxen geäußerte Symptom von über 65jährigen Patienten – können Untersuchungen und Medikamentengaben auslösen, die als Massenplazebos die Gesundheit von Pharmaproduzenten fördern, das Problem der Einsamkeit und sozialen Sinnentleerung im Alter jedoch nicht angehen.

Obskure paramedizinische Methoden und Heilsversprechen eröffnen Heilpraktikern und Ärzten profitable Pfründe. Scharlatanerie läßt sich mit natürlichen Heilweisen ebenso betreiben wie mit Computertomographen, die wie ein archaisches Heilritual dargeboten werden. Nicht wenigen Patienten wird mit wissenschaftlich fragwürdigen oder ärztlich nicht indizierten Maßnahmen das Geld aus der Tasche gezogen.

Der ärztliche Beruf geht grundsätzlich mit Verführungen einher. Dies gilt es zu erkennen, und der Gefahr muß mit Nachdenklichkeit und kollektiven Sicherungen begegnet werden. Qualitätssicherung oder Qualitätsentwicklung sind die Begriffe, mit denen in der Medizin das Bemühen um fachliche wie soziale Verläßlichkeit beschrieben wird. Immer mehr Ärztinnen und Ärzte beteiligen sich an Qualitätssicherungsmaßnahmen. Sie setzen sich freiwillig zusammen, um ihre qualitativen Sinne und ihre menschliche Sicherheit zu stärken. In der deutschen Ärzteschaft bahnt sich ein grundlegender Wandel in diesen Fragen an.

Jeder Mensch ist gerne etwas Besonderes. Die meisten jungen Leute, die den medizinischen Beruf ergreifen, wollen anderen Menschen helfen und dadurch ein besonderes Maß an Anerkennung und Bestätigung erfahren. Daraus resultiert eine Verletzlichkeit gegenüber Mißerfolgen und Kränkungen im alltäglichen Beruf. Die Person des Arztes ist von seiner Berufausübung nicht zu trennen. Ärztinnen und Ärzte müssen über die Konflikte mit dem eigenen Ich und ihre eigene emotionale Betroffenheit reflektieren und diskutieren. In der modernen Medizin muß die „Droge Arzt" bewußt und mit Verstand eingesetzt werden. „Balint-Gruppen" nennt man die Arbeitsgruppen, in denen Ärzte sich um sich selbst und die Wirkung ihrer Person auf die Patienten kümmern. Selbsterfahrungsgruppen und psychotherapeutische Fortbildungen dieser Art haben in den letzten Jahren immer breiteren Zuspruch in der Ärzteschaft gefunden. Viele Ärztinnen und Ärzte gehen selbst in psychotherapeutische Therapie oder Weiterbildung, um als Person zu wachsen und ihren Aufgaben besser gerecht werden zu können.

Zwischen Ärzten und ihren Patienten klafft oft ein Kommunikationsgraben. Ist es nur das Vokabular der Mediziner, das die Verständigung erschwert oder die Überzeugung, der Patient sei eigentlich zu ungebildet, um zu verstehen, was mit ihm eigentlich los ist. Motto der Herablassung: „Wie sag' ich es meinem Kleinkind?"

Die Mediziner-Sprache ist ein Problem. Angelsächsische Ärztinnen und Ärzte haben viel stärker gelernt als deutsche, einfach medizinische Sachverhalte auszudrücken. Die Beschreibung von Krankheitsphänomenen mit lateinischen Begriffen erschwert ohne Zweifel die Verständigung zwischen Arzt und Patient und führt auch zu Mißverständnissen. Die Begriffe genuin, idiopatisch, essentiell oder vegetativ umschreiben oftmals die Tatsache, daß man nicht weiß, woher die Krankheit kommt. „Psychovegetative Dystonie" oder „Vegetative Dysregulation" sind Modevokabeln, um psychosoziale Befindlichkeitsstörungen zu bezeichnen. Den Medizinern fällt es schwer, zu ihren Grenzen und Unsicherheiten zu stehen. Ein gläubiger und unterwürfiger Patient ist einfacher und im Klinikalltag beispielsweise auch funktionaler als ein kritischer Klient. Mehr Ehrlichkeit und Offenheit im Umgang miteinander hilft dem Arzt, von seinem Podest herunterzusteigen, und dem Patienten seine eigenen Bewältigungskräfte gegenüber den Krankheiten zu erkennen.

„Der Arzt ist nur der Helfer, der Patient selbst aber der Arzt" beschreibt eine alte Weisheit die realistischen „Machtverhältnisse" im Gesundheitswesen.

Selbst der mächtigste Politiker, der berühmteste Sportler, der reichste Unternehmer ist, wenn er mit seinen quälenden Bauch-, Kopf- oder Rückenschmerzen zum Arzt geht, soooo klein mit Hut. Er ist die leidende Kreatur, die sich, zuerst auf einen Termin und dann auf Besserung hoffend, um Hilfe bittend dem Experten ausliefert. Wenn der Super-Star das Klinikhemdchen krampfhaft über dem nackten Hintern festhaltend vor den Röntgenschirm stakst, dann kann sogar der jüngste Assistent als Gott in Weiß seine Messe der Überlegenheit zelebrieren. Da kann es doch gar nicht ausbleiben, daß der Mythos der Medizinmänner auch in den letzten Windungen des 20. Jahrhunderts lebendig ist. Sollten sich die Ärzte um eine Entmythologisierung bemühen? Und wäre das letztlich im Sinne des Patienten? Hilft dem nicht sogar diese Aura des geheimnisvollen Alleswissers?

Wer krank ist, fühlt sich schwach und hilfsbedürftig. Man ist dem Leiden ausgeliefert. Der Patient gibt sich in die Hand des Arztes, er erwartet Beistand und Heilung.

Der Arzt kämpft gegen die Krankheit, er bemüht sich, Schmerzen zu nehmen, Leiden zu lindern und Gesundheit wiederherzustellen. Bei den heute vorherrschenden Zivilitsationskrankheiten, psychosozialen Befindlichkeitsstörungen, unheilbaren Leiden oder chronischen Krankheiten, die mit körperlichen, seelischen oder sozialen Handicaps einhergehen, stößt die Medizin an die Grenzen ihrer Heilkunst. Ein Großteil ärztlicher Tätigkeit heutzutage besteht aus einfühlsamer Hilfe bei unveränderlichen Gebrechen und in der Ermutigung zu einem erfüllten und selbstbestimmten Leben trotz körperlicher oder seelisch-sozialer Handicaps.

Die Vielzahl verhaltensbedingter Krankheiten erfordert vom Patienten eine Verhaltensänderung und bedeutet damit den Zwang zur schmerzlichen oder mühsamen Selbstveränderung. Dies fällt oft schwer, und der Glaube an den allmächtigen Arzt und die allwirkende Tablette erscheint leichter. Eine Mythologie von Heilkunde zu zelebrieren, hilft dem Arzt, seine Unsicherheiten zu verbrämen, und dem Patienten, seine Veränderungspflichten zu verdrängen. Inszenierungen und Arrangements, die den Mythos des Arztes oder der Medizin stilisieren, sind für beide Seiten verführerisch. Schamanentum und Heilpraktikerunsinn feiern daher fröhliche Urständ.

Dies alles ist einer aufgeklärten Gesellschaft nicht würdig und letztlich der Gesundheit der Menschen auch nicht zuträglich. Es ist eine ständige Aufgabe des Arztes und der Ärzteschaft, zur Entmythologisierung der Medizin beizutragen und ein aufgeklärtes Verständnis von Krankheit und Gesundheit im öffentlichen Bewußtsein zu stärken. Wenn das eigentliche Ziel medizinischen Denkens und Handelns heutzutage die Autonomie, das ist die Selbständigkeit und Selbstbestimmung des Menschen in seinem Leben, sein sollte, ist die „Aura des geheimnisvollen Alleswissers“ der falsche Weg. Politisch betrachtet ist der unterwürfige und duldsame Patient gleichzeitig ein geschulter Untertan, der mündige Patient gleichzeitig ein mündiger Bürger.

Da die Medizin von den gesellschaftlichen Verhältnissen, in denen sie praktiziert wird, nie zu trennen ist, besitzt ein feudales Herrschaftssystem oder eine Diktatur auch andere Strukturen im Gesundheitswesen als ein demokratisches Gemeinwesen. In demokratischen Gesellschaften ist es die soziale Pflicht des Arztes und der Ärzteschaft, Mythen abzubauen und Mündigkeit beim Patienten zu bestärken.

Sie haben gesagt: „Das in der Medizin vorherrschende biomedizinische Denken ist heute naturwissenschaftlicher Anachronismus". Heißt dies, mit anderen Worten, daß Deutschlands Ärzte wissenschaftlich „von gestern" sind?

Es gibt gute Gründe für die Meinung, daß die naturwissenschaftliche Medizin von heute einem naturwissenschaftlichen Anachronismus folgt. Moderne Naturwissenschaften im Zeitalter der Relativitätstheorie und der Atomphysik gehen von der Tatsache aus, daß ein beobachtendes Subjekt das beobachtete Objekt beeinflußt. Die Wahrnehmung der Realitäten ist von der Einstellung und Haltung des Beobachters nicht unabhängig, Objektivität so gesehen ein Kunstprodukt.

Die westliche Schulmedizin behandelt Krankheiten mechanistisch im Rahmen des sogenannten biomedizinischen Modells. Das Leben wird als Maschinenvorgang wahrgenommen und ein gesunder Mensch ist so etwas wie eine gut laufende Uhr mit perfekter Mechanik. Krankheiten sind Störungen in der Körpermaschine, Funktionsdefekte in biologischen Mechanismen von Organen oder Zellen. Die Rolle des Arztes besteht dann darin, in die Vorgänge einzugreifen, Fehlfunktionen zu reparieren und die Körpermaschine wieder in Gang zu bringen. Gesundheit wird auf mechanische Funktion reduziert, Dimensionen menschlichen Lebens, die dazu nicht passen, werden ausgegrenzt.

Die Biomedizin hat ohne Zweifel viele Erfolge mit sich gebracht. Bei den heute vorherrschenden Krankheiten zeigen sich aber auch ihre Grenzen. Allgemein wird beklagt, daß die Ärzte Krankheiten behandeln, an Menschen jedoch nicht besonders interessiert seien.

Diese „Krise der Biomedizin" führt dazu, daß mehr und mehr Ärzte sich holistischen und alternativen Praktiken zuwenden. Sie beschäftigen sich über die Schulmedizin hinaus mit anderen Heilmethoden und Therapieformen. Im Entstehen ist – wie gesagt – eine Theorie und Praxis der Humanmedizin, die körperliche, seelische, soziale und spirituelle Aspekte von

Krankheit und Gesundheit wahrnimmt und in ihre Angebote einbezieht.

Der Übergang zu diesem neuen, ganzheitlichen Weltbild in der Medizin findet in den verschiedenen Ländern auf verschiedene Weise statt. Lokale Umstände, kulturelle Eigenheiten oder historische Verhältnisse beeinflussen die Umorientierung. In Europa – und ganz besonders in Deutschland begann das neue Denken in den sozialen Bewegungen, der Frauen-, der Friedens-, der Ökologie- oder der Gesundheitsbewegung, Fuß zu fassen. In den USA ging dieses ganzheitliche Denken von der sogenannten New Age-Bewegung aus, einer schwierig zu beschreibenden Mischung von humanistischer Psychologie, spiritueller Praxis, Parapsychologie und esoterisch orientierten Gesundheitsarbeitern. Die sogenannten „Holistik Health"-Ansätze konzentrieren sich vor allem auf die Entfaltung des vollen „menschlichen Potentials" und auf die spirituelle Dimension des Lebens. Selbsterfahrung, spirituelles Bewußtsein und eine ganzheitliche Sicht von Gesundheit und Heilung stehen im Vordergrund.

In Deutschland sind die neuen Ideen auch im politischen Umfeld der Grünen produktiv geworden und mehr als in den USA ist die Umorientierung Teil der alltäglichen politischen Auseinandersetzung. Ganzheitlich denkende Ärztinnen und Ärzte sind politisch aktiv, sie beteiligen sich in öffentlichen Funktionen und übernehmen Funktionen in der Standespolitik. Das „soziale Gewissen" ganzheitlicher Medizin ist in Deutschland stärker ausgeprägt als in den USA.

300 000 Ärzte in der Bundesrepublik – wieviele brauchen wir?

Es gibt nirgendwo auf der Welt eine verläßliche Meßzahl, die beweisen kann, wieviel Ärztinnen und Ärzte eine Bevölkerung braucht. Die Zahl der Ärzte in Deutschland hat zugenommen. Dies gilt aber auch für die Zahl der Polizisten und Bankangestellten. Ärztinnen und Ärzte, die Zeit haben, die zuhören können und sich umfassend um die Sorgen und Nöte von Patienten kümmern, gibt es nach wie vor viel zu wenig. Der gern gebrauchte Begriff der „Ärzteschwemme" ist eine politische Vokabel, die von den Problemen ablenkt. Nicht die Zahl der Ärzte ist das Dilemma, sondern die Art und Weise, wie die vorhandenen Ärzte Medizin praktizieren.

Im Gesundheitswesen selbst ist die ärztliche Arbeitskraft – wie schon erörtert – vergleichsweise billig. Ein angestellter Arzt kostet etwa 100 000,– DM im Jahr. Über 400 Milliarden DM werden im Gesundheitswesen jährlich umgesetzt, mehr als 200 Milliarden DM finanziert dabei die gesetzliche Krankenversicherung. Die Arbeitskraft aller Kassenärzte kostet etwas über 13 Milliarden DM pro Jahr. Mehr als 24 Milliarden DM werden für Arzneien aus Apotheken ausgegeben. Knapp 70 Milliarden DM kosten die Krankenhäuser in der gesetzlichen Krankenversicherung. Etwa 15% dieser Summe fließen in den ärztlichen Dienst, so daß die ärztliche Arbeitskraft am Krankenhaus etwa zehn bis zwölf Milliarden DM im Jahr kostet.

Die prognostizierte „Ärzteschwemme" von rund 50 000 zusätzlichen Ärztinnen und Ärzten, die bis zum Jahr 2000 in den Beruf streben, würde mit ihrer Arbeitskraft Aufwendungen von fünf bis sechs Milliarden DM nötig machen. Dies ist eine überschaubare Summe angesichts der Tatsache, daß für mehr als fünf Milliarden DM Arzneimittel verordnet und weggeworfen werden, oder für etwa sechs Milliarden DM Arzneien konsumiert werden, deren Wirksamkeit nicht bewiesen ist.

Nach meiner Überzeugung brauchen wir mehr Ärzte für eine bessere Medizin. Die Finanzierung der ärztlichen Arbeitskraft ist möglich, wenn die Optimierungsreserven im vorhandenen Gesundheitswesen ausgeschöpft und Ärzte so eingesetzt werden, daß sie nicht mehr Kosten produzieren, sondern in den vorhandenen Einrichtungen des Gesundheitswesens dazu beitragen, daß Patienten und ihre menschlichen Belange mehr zu ihrem Recht kommen.

Die Verdoppelung der Kassenärzte ließe sich kostenneutral erreichen, wenn die neuen Ärzte in den vorhandenen Arztpraxen arbeiten und beispielsweise die Patienten zum rationalen Arzneimittelkonsum und ihre Kolleginnen und Kollegen zu vernünftigen Verordnungsweisen anhalten. Eine solche Investition in mehr ärztliche Arbeitskraft würde sich sofort amortisieren. Leider fehlt es am gesundheitspolitischen Mut bei Krankenkassen und den politisch Verantwortlichen, Investitionen in „Human-Kapital" und menschliche Zuwendung vorzunehmen. Statt dessen klagt man über die Kosten von Bauten, Geräteparks, Krankenhausbetten oder Arzneimitteln.

Es gibt nach meiner Überzeugung keine Ärzteschwemme, sondern eine Apparate- und Tablettenschwemme. Von zu vielen Ärzten sollte man erst dann reden, wenn die Ärztedichte die Polizistendichte übersteigt. Die öffentliche Gesundheit ist ebenso bedeutsam wie die öffentliche Sicherheit. Es geht also um die Bewertung der Aufgaben und die Prioritätensetzung beim Einsatz der vorhandenen Mittel und Fachleute.

War Sauerbruch in ihrer Definition ein guter Arzt?

Professor Sauerbruch war ein Arzt seiner Zeit, innovativ und kreativ bei der Durchsetzung neuer operativer Techniken und Möglichkeiten. Sauerbruch war ohne Zweifel ein herausragender Chirurg, der Bahnbrechendes für die Entwicklung der Reparaturmedizin geleistet hat. Die Chirurgie steht aber heute nicht im Zentrum der medizinischen Versorgung.

Es gibt viele Geschichten über die herrische Persönlichkeit von Sauerbruch, und es gibt auch berechtigte Zweifel an seiner politischen Haltung. Er war kein Antifaschist und sein Arrangement mit der Nazi-Diktatur gibt zu Fragen Anlaß.

Es gibt nie gute und schlechte Ärzte. Jeder Arzt trägt in sich gute wie schlechte Seiten, sichere und unsichere Kompetenzen. Sauerbruch war kein perfekter Arzt, sondern ein besonderer Mediziner.

Ist es undenkbar, daß der Arzt auch nach gründlicher Untersuchung nicht weiß, was dem Patienten fehlt?

Moderne Medizin erhebt den Anspruch der Wissenschaftlichkeit. Damit hat sie auch den Auftrag, daß Maß an Gaukelei und Schein gering zu halten. Krankheit und Kränkungen, Schmerzsymptome und Gebrechen sind in der Regel komplexe Zustandsbilder, die ebenso komplexe Erklärungsmuster und subjektive Bewertung erforden. Der Arzt unterliegt ebenso subjektiver Einschätzung wie der Patient. In der ambulanten ärztlichen Versorgung sind die Patienten, die einen Arzt aufsuchen, subjektiv krank. Bei einem Drittel lassen sich Defekte im Körperstatus diagnostizieren, ein weiteres Drittel leidet an widersprüchlichen psychosomatischen Befindlichkeitsstörungen und ein Drittel kommt, weil es ihnen im Leben schlecht geht.

Es ist heute eher die Regel als die Ausnahme, daß der Arzt nach gründlicher Untersuchung nicht weiß, was dem Patienten fehlt. Ein schmerzendes Rückenleiden kann als Warnsignal für eine komplexe, bedrückende soziale Situation verstanden und interpretiert oder als degenerative Veränderung der Wirbelsäule gedeutet werden. Röntgenologisch nachzuweisende Veränderungen sind so entweder als Ursache der Schmerzen oder als alterstypische Veränderungen darzustellen, die mit den Schmerzen vermutlich nichts zu tun haben. Zumeist stellt der Arzt bei seinen Patienten Symptome fest, die er symptomatisch bekämpft. Das Bedürfnis nach Sicherheit und Klarheit bei Arzt wie Patient führt dazu, daß Symptome mit wohlklingenden Begriffen besetzt für die Krankheit genommen werden und damit ein Heilungsprozeß eher verdrängt als befördert wird. Arzt wie Patient müssen ertragen lernen, daß medizinische Untersuchungen sehr oft nicht den Grund oder die Wurzel der Krankheit erkennen kann. Es muß also eingestanden werden, daß der Arzt oft nicht weiß, was dem Patienten fehlt. Ein solch offenes Eingeständnis der Grenzen und Schwierigkeiten schulmedizinischer Behandlung ist die Voraussetzung dafür, daß neue Bewältigungsmöglichkeiten für das Kranksein eröffnet werden.

Können Sie ein Beispiel für diese „symptomatische Bekämpfung" beisteuern?

Schmerzsyndrome beschäftigen die Medizin außerordentlich häufig. Die Gründe für den Schmerz sind ebenso vielfältig wie die Wahrnehmungsformen des Schmerzens bei den einzelnen Patienten. Ärztliche Hilfe kann sich nun bemühen, die Sprache des Schmerzens zu verstehen und das zugrunde liegende Weh aufspüren. Man kann aber auch mit schneller Schmerzmittelgabe die Schmerzwahrnehmung abtöten und das Problem unbearbeitet lassen.

Das Phänomen „Schmerz", das den Patienten in der Regel zum Arzt führt, läßt sich nicht nur körperlich erklären. Plazebo-Mittel wirken gegen den Schmerz, ausgedehnte Verletzungen können ohne Schmerzempfindungen einhergehen, Hypnose läßt Schmerz beheben oder erzeugen, Angst kann Schmerzen steigern, Geborgenheit und Vertrauen kann ihn lindern und kulturelle Faktoren nehmen eindeutig Einfluß auf das Schmerzempfinden und das Schmerzverhalten.

Die vielfältigen Entstehungsweisen und Ausdrucksformen von Schmerz verlangen ein ebenso vielfältiges therapeutisches Vorgehen. Die Vorstellung, daß ein bestimmtes Medikament, ein spezifischer Eingriff oder eine technische Maßnahme die Ursache des Schmerzes ausschalten könne, trifft nicht die Realität. Das medikamentöse Ausschalten des Schmerzsymptoms läuft immer auch Gefahr, daß der Schmerz an anderer Stelle wiederkehrt oder die innere Bewältigung der Krankheit verschoben wird.

„Wenn die Angst übermächtig wird, geben Sie ein Beruhigungsmittel", suggeriert die pharmazeutische Industrie dem Mediziner. Angst ist ein Symptom. Das Medikament verdrängt das Symptom, ohne den Grund der Angst zu berühren. Die symptomatische Angstbekämpfung kann im individuellen Fall sinnvoll sein, sie kann aber auch durch die Verdrängung der Angst die Bewältigung der Angst-Krankheit verhindern und beispielsweise eine Arzneimittelsucht zusätzlich verursachen.

IV.

DIE MODERNE MEDIZIN IST ZUR EHRLICHKEIT VERDAMMT – UND DER ARZT DARF NICHT AUS BARMHERZIGKEIT LÜGEN

Soll der Arzt dem Patienten immer „reinen Wein" einschenken oder löst er damit beim Patienten nicht eine Art Panik aus?

Kranke Menschen wünschen Trost und Beistand. Zum Leben gehören auch Heilrituale, die wie ein Plazebo oder eine „Heile, Heile, Segen"-Handlung wirken. Selbstverständlich ist es manchmal schmerzlich, Krankheit und Schmerz zu erleben ohne den Grund zu kennen. Es ist nachvollziehbar, daß jeder Patient damit unzufrieden ist. Dennoch gibt es keinen Weg, in einer aufgeklärten Bevölkerung mit „Lug und Trug" auf Dauer ärztlich zu helfen. Es ist notwendig, dem Patienten „reinen Wein" einzuschenken und die Unsicherheiten mit ihm gemeinsam zu tragen.

Die erste Aufgabe des Arztes ist es, kranken Menschen beizustehen und sie zu ertüchtigen, mit ihrer Lage selbst fertig zu werden. Beistand vermeidet auch Panik, Unehrlichkeit produziert Ängste. Auch bei unheilbar kranken Patienten gibt es keine „barmherzige Lüge“. Letztlich braucht der betroffene Patient die Freiheit, seine eigenen Entscheidungen und Beurteilungen zu treffen. Ein Arzt, der stellvertretend für den Patienten dessen Probleme löst und dessen Leben beherrschen will, entmündigt die Person des Patienten und unterdrückt mögliche Selbstheilungskräfte.

Die moderne Medizin ist zur Ehrlichkeit verdammt. Der heutige Mensch ist nicht mehr Göttern und Dämonen unterworfen, sondern gestaltendes Subjekt seines Lebens. Ein demokratisches soziales Beziehungsgefüge braucht autonome Bürger und selbstbewußte Individuen. Das Medizinsystem in einer solchen Gesellschaft muß Abhängigkeiten minimieren und die Autonomie des Menschen respektieren.

Sie haben diagnostiziert: „Ab einem gewissen Alter ist man krank oder nicht gründlich medizinisch untersucht.“ Erstens: Ab welchem Alter? und zweitens: Wie muß ein solcher Satz auf einen, sagen wir mal, 70jährigen wirken, der sich fit fühlt, dem nichts fehlt? Der muß sich doch sagen: ‚Laut Huber muß ich krank sein!‘ – Also fühlt er sich entsprechend und handelt danach.

Die biomedizinischen Erklärungsweisen von Krankheit gehen vom Modell der funktionstüchtigen Maschine aus. Das Maschinenbild des Lebens hilft, für komplexe Zusammenhänge monokausale, einfache Erklärungen zu finden. Dies ist oft sinnvoll und dienstreich, oft aber auch begrenzt und zu einfach. Die mechanistische Weltsicht führt in eine Krise der Wahrnehmung. Diese tritt bei unheilbaren Krankheiten, chronischen Gebrechen und psychosozialen Krisen zugespitzt hervor. Mit dem Alter gehen Veränderungen der „Körpermaschine“ einher. Die moderne medizinische Diagnostik ist in der

Lage, sehr differenziert selbst kleinste Veränderungen im Räderwerk eines menschlichen Körpers festzustellen. Der Vergleich eines gealterten Körpers mit dem Normalzustand in der Blüte des Lebens ergibt immer Normabweichungen, die als Krankheit oder normale Veränderung im Alter interpretiert werden können. Mit dem Alter gehen Gebrechen einher. Alte Menschen sind gebrechlicher als junge. Wenn Gebrechen als Krankheit umdefiniert wird, beschäftigt dies eine medizinische Versorgungsindustrie, ohne den gebrechlichen Menschen wirkliche Lebenshilfe zu bringen.

Bei Menschen über 65 Jahren gibt es bei gründlicher medizinischer Untersuchung immer den Nachweis von körperlichen Normabweichungen, die man medizinisch als Krankheit bezeichnen kann, aber nicht muß. Eines der ungelösten aber vordringlichsten Probleme der gesundheitlichen Versorgung in der industrialisierten Gesellschaft ist der Umgang mit normalen Altergebrechen. Lebenssinn und Zufriedenheit trotz körperlicher, seelischer oder sozialer Handicaps im Alter sind eine soziale, zwischenmenschliche Aufgabe, die mit der reduzierten Weltsicht einer körperfixierten Medizin nicht gelöst wird. Heute fühlen sich viele ältere Menschen kränker, als sie sind. Solange die Medizin an der Krankheit verdient und ihren eigenen Sinn in der Feststellung von Körperdefekten findet, wird sie auch zusätzliche Krankheit produzieren, anstatt besseres Leben zu unterstützen.

Sie sind, wenn ihre Positionen richtig interpretiert werden, der Meinung, daß viele Krankheiten soziale Ursachen haben, psychisch bedingt, psychosozial verwurzelt sind. Dies kann 1993 eigentlich keine revolutionäre Feststellung mehr sein. Warum tauchen diese Kriterien aber immer wieder in Ihren Reden und Papieren auf? Wo verlaufen die Fronten?

Wo verläuft die Grenze zwischen krank und gesund? Jeder Mensch besitzt in sich gesunde wie kranke Anteile. Das Leben ist ein ständiger Prozeß der Integration von inneren und äußeren Möglichkeiten und Grenzen. Wenn dieser Integrationsprozeß mißglückt, fühlt die Person sich krank, wenn er glückt, fühlt sie sich gesund. Es gibt Menschen mit chronischen Krankheiten, die sich sehr gesund fühlen, und ebenso Menschen ohne körperliche Defekte, die sich als krank empfinden.

Die Weltgesundheitsorganisation definiert Gesundheit als „Zustand des völligen körperlichen, seelischen und sozialen Wohlbefindens". Ein solcher Gesundheitsbegriff hat zur Folge, daß jeder Mensch für sich selbst definieren muß, was seine Gesundheit ist. Körperliches, seelisches und soziales Wohlbefinden als Dienstleistungsauftrag an ein professionelles Versorgungssystem muß zwangsläufig scheitern. Eine solche Vision von Gesundheit kann nur dann nützlich sein, wenn jeder Mensch selbst seine gesundheitlichen Bedürfnisse bestimmt und die sozialen Gemeinschaften ihre gesundheitlichen Ziele festlegen.

Krankheit ist individuelles Zeichen, in dem ein persönliches und soziales Problem eingefaltet ist. Das Magengeschwür war vor der Erfindung der Röntgendiagnostik in der medizinischen Bewertung eine Neurose. Die Röntgenbilder ließen das Magengeschwür als körperlichen Defekt diagnostizieren. Die „Defekt-Heilung" zeigte Erfolge, aber keine befriedigende Lösung des Problems. Die psychosomatische Medizin erforschte die seelischen und sozialen Zusammenhänge, die zum Defekt in der Magenwand führen können. In Bevölkerungen mit starker sozialer Vereinzelung treten Magengeschwüre gehäuft auf. Wenn Menschen aus ihrem gewohnten sozialen Leben in neue Verhältnisse verschlagen werden, von der Türkei nach Deutschland umziehen müssen, schlägt dies besonders auf den Magen. Das Magengeschwür ist also ein körperliches Defekt-Syndrom für den betroffenen Menschen, Ausdruck einer speziellen, individuellen Lage des Kranken und Zeichen für kränkende soziale oder kulturelle Verhältnisse.

Was ein Patient erlebt und ein Arzt beobachtet, ist immer eine verwirrende Vielfalt von Symptomen, krankhaften Gewebsveränderungen und widersprüchlichen individuellen wie sozialen Situationen. Die Kunst ärztlicher Tätigkeit ist es nun, dem Individium zu helfen und die Sprache des Kranken so zu verstehen, daß nicht nur der Einzelne an seine Verhältnisse angepaßt wird, sondern auch die Verhältnisse der Menschen etwas gesundheitsgerechter werden. Ärztliche Arbeit wird so zur komplexen Kommunikations- und Beziehungsknüpfarbeit.

Die überwiegende Zahl der Krankheiten, die Menschen erleiden, haben nicht nur eine Ursache. Sie sind Störungen im Lebensbild des einzelnen Menschen und Ausdruck einer Störung im Lebensgefüge, das körperliche, seelische, soziale und spirituelle Dimensionen besitzt. Ärztliches Eingreifen versucht, diese Störungen zu minimieren und ein neues Gleichgewicht zu befördern. Der Arzt kann Körper reparieren oder die Verhältnisse verändern helfen, damit Körperdefekte von allein heilen und künftige Kränkungen mit großer Wahrscheinlichkeit unterbleiben.

Ärzte müssen mehr können, als medizinische Diagnostik und Therapie bereitzustellen. Sie müssen Lebensverhältnisse nachempfinden lernen und Veränderungsimpulse anregen können. Wie ein Enzym oder Ferment im körperlichen Stoffwechsel Prozesse in Gang setzt, müssen Ärzte im sozialen Körper enzymatisch, wie Sauerteig, für mehr Gesundheit wirken.

Ich plädiere also für eine medizinische Philosophie, die sich nicht an der Zielvorstellung intakter Körpermaschinen orientiert, sondern an der Vision eines gesundheitsförderlichen individuellen und sozialen Lebens. Damit wird der Arzt zur Mittlerinstanz zwischen Individuum und Gesellschaft.

Gibt es eigentlich diesbezüglich zuverlässige Statistiken?

Es gibt vielfältige wissenschaftliche Untersuchungen, die das Krankheitsgeschehen in der Bevölkerung exakt beschreiben, und ebenso vielfältige wissenschaftliche Ergebnisse, die Krankheit als komplexes Geschehen mit körperlichen, seelischen, sozialen und kulturellen oder spirituellen Dimensionen nachweisen. In der Gesundheitsversorgung zeigt sich sowohl in ambulanten Arztpraxen als auch in Krankenhäusern, daß die psychosoziale Seite der kranken Menschen zu sehr vernachlässigt wird.

Die Menschen müssen nicht nur Statistiken glauben. Jeder weiß, wie er gekränkt werden kann, und wie wenig die Medizin davon verstehen will. Wenn Boris Becker ein verlorenes Match damit erklärt, er sei „mental schlecht drauf", glauben dies die Zuhöhrer sofort. Große Teile der Medizin müßten eigentlich dem Tennisspieler widersprechen und behaupten, seine Körpermaschine sei nicht intakt und der Lakat-Wert im Blut nicht optimal eingestellt.

Wie sieht Ihrer Meinung nach die ideale Arztpraxis von morgen aus?

Daß Menschen, wenn sie sich krank fühlen, sofort zum Arzt rennen, ist eine falsche Vorstellung: Zwei Drittel versuchen zunächst sich selbst zu helfen, sprechen mit ihren Angehörigen oder Freunden. Ein Drittel sucht das professionelle Versorgungssystem auf, und ein Bruchteil davon gelangt ins Krankenhaus und in hoch spezialisierte medizinische Institutionen.

Der sogenannte Hausarzt ist die erste Anlaufstelle für Menschen, die professionelle Hilfe suchen. Das ist verständlich und problematisch zugleich. Das medizinische Wissen ist so vielfältig und komplex, daß eine einzelne Arztpersönlichkeit nicht in der Lage ist, alle Dimensionen medizinischer Hilfe kennen und vermitteln zu können. Gleichzeitig benötigt jedoch der Patient einen primären Ansprechpartner, dem er voll vertrauen kann. Die Bewältigung von Krankheiten erfordert zunächst stabile persönliche Beziehungen zwischen Arzt und Patient. Die Arzt-Patient-Beziehung ist das Wichtigste. Die Arztpraxis von morgen muß daher verläßliche Beziehungen zwischen Arzt und Patient und gleichzeitig die Verfügbarkeit von medizinischem und psychosozialem Wissen sicherstellen, das nur im Team unterschiedlicher Berufsgruppen vorhanden ist. Bei psychosozialen Befindlichkeitsstörungen und Krankheiten muß für den einzelnen Menschen Körperzuwendung und psychosoziale Unterstützung organisiert werden.

Die Arzt-Praxis von morgen ist eine Art Gesundheitszentrum, in dem unterschiedliche Fachärzte und Gesundheitsberufe gleichberechtigt tätig sind und gleichzeitig auch Selbsthilfegruppen und freiwillige Hilfe von Laien zusammenwirken. Gesundheitsförderung, kurative Medizin und psychosoziale Rehabilitation müssen in einer Art Case-Management oder einem individuellen Krankheitsbewältigungskonzept zusammenfließen. Der Patient sollte in einem solchen Gesundheitszentrum zunächst einen Ansprechpartner seines Vertrauens finden, der eine sichere Beziehung anbietet und nach Bedarf die Spezialisten zur Problemlösung herbeiziehen kann. Die kassenärztliche Einzelpraxis von heute ist nicht mehr in der Lage, die richtigen Antworten in jedem Fall zu geben.

Überbetonen Sie die psychosoziale Komponente nicht allzu sehr? Nicht jede Pollenallergie ist doch ein Sozialfall.

Dergleichen Blödsinn würde ich auch nicht behaupten. Die steigende Zahl allergischer Erkrankungen ist aber mit der schlechten genetischen Substanz deutscher Bürger nicht zu erklären. Es ist wissenschaftliches Allgemeingut, daß Allergien mit Umweltverhältnissen einhergehen und dabei auch seelische Faktoren eine Rolle spielen. Ich bin gegen Ihre Fragen nicht allergisch.

Der Volksmund spricht aber ganz selbstverständlich davon, daß Menschen gegen andere allergisch sein können. Die Haut ist eines der wesentlichsten Ausdrucksorgane für Emotionen, und sie reagiert rasch auf seelische Belastungen. Es gibt Menschen, die leicht „aus der Haut fahren" und andere, die „nicht aus ihrer Haut herauskönnen" oder „eine Haut wie ein Elefant" besitzen. Die Haut bildet die Grenze des Individuums zu seiner Mit-Welt, und Patienten mit Ekzemen beispielsweise wissen, wie ihre Haut auch auf Gefühle reagiert.

Der Heuschnupfen bezeichnet nicht nur eine durch Pollen ausgelöste Überfunktion der Nasenschleimhäute. Intensität und Dauer der Symptome werden durch Konfliktsituationen und Angstzustände in der Regel verstärkt. In den meisten Fällen sind eine anlagemäßige Disposition mit einer zusätzlichen Belastung und einer verstärkten Reaktion verknüpft. Es geht also nicht darum, den Körper gegen die Seele oder das Psychische gegen das Somatische auszuspielen, sondern darum, die Wechselbeziehungen wahrzunehmen und damit die Krankheit umfassender zu verstehen. Die Lebensbilder von Menschen sind viel zu bunt, als daß man sie mit Schwarz-Weiß-Schematisierungen erfassen könnte. Bei der heutigen Überbetonung der körperlichen Komponenten ist es überfällig, die psychosozialen Einflüsse auch geltend zu machen.

In Nordamerika finden sich die Ärzte, besonders in mittleren, kleinen Städten und auf dem Land, mehr und mehr in medizinischen Service-Zentren zusammen, wenn man so will: medizinische Shopping-Zentren, in denen alle Facharzt-Kategorien unter einem Dach zu finden sind ebenso wie Labors, Apotheken, Physiotherapie und Krankentransport. Werden sich diese Praxisgemeinschaften auch in Deutschland durchsetzen?

Die Zusammenarbeit unterschiedlicher Fachärzte und verschiedenartiger Gesundheitsberufe und gesundheitlicher Dienste unter einem Dach ist das Organisationsprinzip, an dem sich die Gesundheitsversorgung der Zukunft orientieren muß. Die Zahl solcher kooperativer Ärztehäuser oder Gesundheitszentren nimmt zu. Leider sind die Rahmenbedingungen der gesetzlichen Krankenversicherung und der sonstigen Struktur der Gesundheitsversorgung für solche Ärztegemeinschaften nicht besonders förderlich.

Die Gesundheitsstrukturreform muß künftig die Zusammenarbeit in sozialen Gesundheitszentren begünstigen und professionelle Netzwerke fördern. Solche „Praxisgemeinschaften" sind ökonomisch und fachlich wirksamer als die heutige Versorgungslandschaft.

A propos . . . USA. In diesem Land kennt man seit geraumer Zeit keine Hausbesuche mehr. Den guten Onkel Doktor, der mit seiner abgewetzten Ledertasche an das Krankenbett eilt, findet man nur noch im Kino und im Fernsehen – und dann auch nur in alten Schwarz-Weiß-Filmen. Das kranke Kind muß in die Arztpraxis oder das Krankenhaus transportiert werden, auch wenn es mitten in der Nacht 42° C Fieber hat. Praktisch für den Arzt – nicht für den Patienten. Werden wir diesen „American way of life" auch in Deutschland gehen?

Das gesundheitliche Versorgungssystem hat die Tendenz, Menschen an die vorhandenen Strukturen anzupassen und weniger die Versorgung an den Wünschen und Bedürfnissen der Menschen auszurichten. Die Menschen werden jedoch in ihrer häuslichen Umgebung oder in ihrem alltäglichen Leben krank. Die Arztpraxis ist gegenüber den kränkenden Lebensverhältnissen eine künstliche Labor-Situation. Ein guter Arzt erkennt in der häuslichen Umgebung mehr als in seiner Praxis. Krankheit läßt sich beim Patienten zu Hause besser verstehen und die Therapie auch besser bewerten. Für ein modernes gesundheitliches Versorgungssystem sind daher Hausbesuche ein qualitativ bedeutsamer Bestandteil. Medizinische Versorgung muß zu den Menschen gehen und sich nicht von ihnen entfernen!

Der „American way of life" zeigt die Perversion einer ärztlichen Versorgung auf. Es verwundert nicht, daß dieses Modell weltweit die höchsten Kosten pro Bürger verursacht und gleichzeitig die sozialen Krankheiten negiert. 35 Millionen amerikanische Bürger haben keine Chance für eine angemessene Gesundheitsversorgung im Krankheitsfall. Die dadurch verursachten sozialen Konflikte belasten die amerikanische Gesellschaft so, daß jetzt neue Wege gesucht und politisch gefordert werden.

Sind unsere modernen Kliniken zu sehr High-Tech-Reparatur-Werkstätten geworden? Haben dort Maschinen die behandelnden Menschen abgelöst? Kann man mit Computern soziale Krankheitsherde aufspüren?

High-Tech-Medizin benötigt gleichzeitig eine ausgeprägte Kultur der Gefühle. Es ist ein Problem moderner Medizin, daß Technologie und Pflege nicht mehr im Gleichgewicht sind. Die Maschinen-Diagnostik entfremdet die Menschen voneinander, den Arzt vom Patienten und den Patienten vom Arzt. Der kranke Mensch wird zum Objekt einer funktionierenden Maschinerie und in seinen Bedürfnissen den funktionalen Abläufen der Körper-Reparaturfabrik unterworfen.

Computer sind ein nützliches Instrument zur Feststellung von Körperdefekten und zur Erkennung bestimmter Krankheiten. Sie können das Wesen der Krankheit und die ganzheitliche Not des Kranken aber nicht erklären. Medizinische Technologie ist für den Arzt Hilfsmittel, Instrument für die ärztliche Beurteilung und Entscheidung. Der Maschinenpark eines modernen Krankenhauses und die Geschäftigkeit eines Krankenversorgungsunternehmens benötigt die bewußte Besinnung auf die emotionalen und personalen Dimensionen der Krankheit. Das humane Krankenhaus ist so keine Frage der Technologie oder Architektur, sondern eine Frage der Haltung und Einstellung von Menschen, die im Krankenhaus arbeiten.

Ich erinnere mich an ein Erlebnis als Assistenzarzt im Krankenhaus. Eine lebenstüchtige und muntere Frau Mitte 60 kam aufgeweckt und kontaktfreudig ins Krankenhaus, um gelegentlich auftretende Herzrhythmusstörungen behandeln zu lassen. Das körperliche Symptom ließ die Implantation eines Herzschrittmachers sinnvoll und notwendig erscheinen. Die medizinische Diagnose war gestellt und die Therapie veranlaßt. Die Patientin kam auf die chirurgische Intensivstation zur Implantation des Herz-Schrittmachers und nach einem mißglückten Versuch mit perfektem Schrittmacher vierzehn Tage später auf meine Station zurück. Ich erlebte eine gebrochene, apathische und fremde Person, obwohl die zweite Implantation des Schrittmachers doch gelungen war. Auf die Frage, wie es ihr gehe, antwortete die Patientin: „Es ist einfach toll, was moderne Medizin kann. Der Arzt braucht nicht mehr mit mir zu sprechen, er kommt ins Zimmer, blickt auf die Geräte und weiß sofort, wie es mir geht."

Die behandelte Körperkrankheit war zwar behoben. Durch die Art und Weise der Behandlung entstand aber eine neue Krankheit. Die Medizin darf nicht vergessen, daß ein stolperndes Herz Teil einer Person ist, die sich selbst spürt und hält. Die Auslieferungserfahrung an die medizinische Technik hatte die Person und ihre Lebenssicherheit gebrochen. Die Medizin sprach mit dem EKG, aber nicht mit der Frau.

High-Tech-Medizin erhöht die Gefahr, daß ihr unterworfene Menschen als Person verändert werden können. Die Behandlung kranker Menschen muß daher immer auch die Person und nicht nur den Körper ernst nehmen.

Was ist das, ein „Gesundheitspark"?

Die Volkshochschule der Stadt München betreibt einen „Gesundheitspark". Dies ist ein einmaliges, mittlerweile 15 Jahre altes Modell psychosozialer Krankenhilfe. Ein multiprofessionelles Team von Ärzten, Psychologen, Sozialarbeitern und Pädagogen garantieren ein vielfältiges Angebot von Gesundheitskursen, Sportgruppen, psychotherapeutischen Angeboten und gesundheitsorientierten Bildungsprozessen. Die Einrichtung wurde möglich, weil der Geschäftsführer der örtlichen Krankenkasse und der Direktor der Volkshochschule befreundet waren. In einem Vertrag zwischen den Krankenkassen von München und der Volkhochschule wurde festgelegt, daß die Krankenkassen Kursgebühren übernehmen, wenn ein Kassenarzt eines der vorhandenen Angebote verordnet. Münchner Ärzte können so beispielsweise ein „Selbstbehauptungs-Training" für Frauen verordnen, wo andere gezwungen sind, auf Psychopharmaka zurückzugreifen.

Die Einrichtung des Münchner Gesundheitsparks dient der persönlichkeitsstärkenden Gesundheitspflege. „Zentrum für psycho-physische Gesundheitsvorsorge" lautet die erklärende Zeile unter dem „Gesundheitspark". Täglich besuchen etwa 300 bis 600 Personen den Gesundheitspark auf dem ehemaligen Olympia-Gelände in München. Es ist dies ein Ort, an dem verschiedenste Freizeitbeschäftigungen angeboten werden, die das Wohlbefinden fördern und der Gesundheit guttun. Wer Lust hat, kann im Gesundheitspark mitmachen, egal, ob er sich nun gesund oder krank fühlt. Entscheidend ist, daß „man" oder „frau" etwas für sich tun will. Der Gesundheitspark bietet an und berät, die Nutzer entscheiden, was sie möchten. Es gibt zur Auswahl vielerlei Möglichkeiten zu körperlicher Betätigung ohne Leistungsdruck, zur Entspannung, Gelegenheiten, spielerischen und künstlerischen Neigungen nachzugehen oder Gruppen zu besuchen, die persönliche Lebensgestaltung reflektieren und mit Menschen Kontakt fördern. Geschlossene Kurse kümmern sich um intensivere, gruppenorientierte Psychotherapie. Für einen ganz erheblichen Teil des Programmes übernehmen die Krankenkassen auf ärztliche Verordnung hin anteilig die Kosten. Im Gesundheitspark mischen sich Besucher, die aufgrund einer ärztlichen Empfehlung und Verordnung kommen, und Bürgerinnen und Bürger, die einfach in ihrer Freizeit etwas für ihre Gesundheit tun wollen und die Kursgebühren selbst finanzieren.

Es hat sich dabei herausgestellt, daß eine Mischung von etwa 30 % spürbar kranken Menschen mit etwa 70 % „gesunden" Teilnehmern für alle Beteiligten optimale Gesundheitsbildung mit sich bringt.

Es gibt überzeugende Fallbeispiele, wo Patienten nach langjährigem Irrweg durch das medizinische Versorgungssystem im Gesundheitspark ihren Weg zu mehr Gesundheit gefunden haben und endlich die preiswerteste Hilfe in Anspruch nehmen. „Hilfe zur Selbsthilfe" im besten Sinne ist das Prinzip, und eine ärztliche Betreuung, die in der Krankheit auch die gesunden Perspektiven sieht und eine selbständige Problembewältigung durch den betroffenen Kranken anstrebt. Die Mischung zwischen gesund und krank in den einzelnen Kursangeboten aktiviert die Selbstheilungskräfte von sozialen Gruppen und macht somit die Einfühlsamkeit und zwischenmenschliche Hilfe im Laien-System für die allgemeine Gesundheitsversorgung nutzbar.

Trotz der positiven Erfahrungen mit dem Gesundheitspark in München hatten die Krankenkassen in Deutschland bisher nicht den Mut, in der Krankenversorgung vergleichbare Konzepte praktisch umzusetzen und Finanzierungsanteile zu übernehmen. Man hält sich am herkömmlichen medizinischen Versorgungsangebot fest und wagt keine innovative Schritte, die bessere Behandlungsperspektiven für psychosoziale Krankheiten versprechen.

Krankenkassen-Manager trauen sich nicht, in Experimente für ein besseres Gesundheitswesen zu investieren und Innovationen zuzulassen. Die persönliche Begegnung zweier kreativer Menschen in leitender Funktion in München machten das dortige Experiment möglich. Solcher Pioniergeist, der Krankenkassen und Erwachsenenpädagogik zusammenführt, ist leider selten.

Ein Krankenhaus, eine Arztpraxis, ist so gut wie das Hilfs- und Pflegepersonal. Ihre Kritik an herrschenden Zuständen richtet sich hauptsächlich gegen Ärzte, die Pharmaindustrie und die Behörden. Sind unsere Nachtschwestern besser als die Professoren?

Bei den heute vorherrschenden chronischen Krankheiten und Altersgebrechen ist die aktivierende pflegerische Betreuung und Versorgung oft wichtiger als die medizinische Behandlung. Die Schwester oder der Krankenpfleger wird zum

„besseren Arzt". Es fehlt eine selbstbewußte professionelle Identität der Krankenpflegekräfte im bundesdeutschen Gesundheitswesen. In Amerika und England sind Krankenpflegekräfte sehr viel einflußreicher. Sie besitzen teilweise eine akademische Ausbildung und das entsprechende Selbstvertrauen im Umgang mit Ärzten und Medizinern.

Den bundesdeutschen Krankenschwestern und Pflegern fällt es schwer, ihren Beruf ähnlich zu organisieren und politisch darzustellen, wie es die Ärzte mit ihren Selbstverwaltungskörperschaften, Ärztekammern oder kassenärztlichen Vereinigungen vermögen.

Wenn das Verhältnis zwischen Technologie und Pflege zu Gunsten der pflegerischen Zuwendung verbessert werden soll, muß sich die Professionalität der Pflege politisch durchsetzen, und die Ärzteschaft sollte lernen, Krankenpflegekräfte als gleichberechtigte Partner bei der Krankenversorgung zu respektieren. Krankenpflegekräfte müssen selbstbewußter und offensiver, die ärztliche Profession bescheidener und respektvoller gegenüber anderen Gesundheitsberufen werden. So sind dann Nachtschwestern auf ihre Art genauso gut wie Professoren, die eine andere Funktion innehaben.

Sie haben den Begriff „Röntgengerät-Krankenhaus" geprägt. Wer wird durchleuchtet? Und was zeigen die Bilder?

Im internationalen Vergleich ist das deutsche Krankenhaus extrem preiswert. Die Versicherungsausgaben für Krankenhauspflege liegen in Deutschland zwischen 30 und 40 %. In anderen europäischen Ländern und in Amerika ist der Anteil weitaus höher. In der Krankenversorgung stellt das Krankenhaus das unterste Auffangnetz dar. Wer durch den Rost der ambulanten Versorgung fällt, landet im Krankenhaus. Die Qualität der ambulanten medizinischen und sozialpflegerischen Versorgung entscheidet somit über die Inanspruchnahme von Krankenhäusern. Patienten, die im Krankenhaus ankommen, bilden die allgemeine Kränkbarkeit in der Bevölkerung ab. Wie in einem Brennglas sammeln sich in der Patientenschaft von Krankenhäusern die Konfliktlandschaften, die Krankheit begünstigen oder die Bewältigung von Krankheit stören. So gesehen ist das Krankenhaus auch eine Art Röntgengerät für soziale Konflikte und soziale Krankheiten in der Bevölkerung.

Wie viele Medikamente gibt es zur Zeit? Und wie viele davon sind rezeptpflichtig?

In Deutschland waren lange Zeit über 100 000 unterschiedliche Medikamente und unterschiedliche Darreichungsformen, wie Tabletten oder Zäpfchen, im Handel. Nach der gesetzlichen Veränderung der Zulassungsbedingungen sind derzeit etwa 50 000 Arzneimittel auf dem bundesdeutschen Markt und über Apotheken zu beziehen. Es sind aber nur 2000 Arzneimittel, die 90 % aller Rezeptverschreibungen ausmachen.

Im Durchschnitt konsumiert jeder Deutsche pro Jahr rund 1250 Pillen, Kapseln, Zäpfchen oder Tropfen im Wert von etwa 600,– DM auf Krankenschein. Auch sogenannte rezeptfreie Arzneimittel können auf Rezept verordnet werden. Im Umsatz der Apotheken sind die verordneten Arzneimittel sehr viel bedeutsamer als die frei verkäuflichen. Nur etwa 20 % des Apothekenumsatzes umfaßt nicht-rezeptpflichtige oder nicht rezeptierte Substanzen.

Werden alle diese Pillen, Suppositorien, Tropfen, Salben und Injektionsmittel gebraucht? Anders herum: Wenn nur noch die Hälfte produziert würde, bestünde dann die Gefahr, daß die medizinische Versorgung der Bevölkerung zusammenbricht?

„Bittere Pillen" heißt ein kritischer Ratgeber für die deutsche Bevölkerung, der über Nutzen und Risiken von Arzneimitteln informiert. In diesem Bestseller, der über 1,5 millionenmal verkauft worden ist, werden etwa 2500 Präparate des deutschen Arzneimittelmarktes kritisch bewertet. Danach sind 53 % therapeutisch zweckmäßig, 20 % wenig zweckmäßig, von 24 % der Arzneien muß abgeraten werden. Abzuraten bedeutet, daß nach der gängigen Fachmeinung Wirksamkeit und Risiko beim betreffenden Präparat in keinem sinnvollen Verhältnis zueinander stehen, die Wirksamkeit zweifelhaft ist und gleichzeitig die Nebenwirkungen beachtlich sind oder das Präparat fragwürdige Bestandteile enthält.

Etwa 30 % der verkauften Arzneimittel sind medizinisch nicht sinnvoll. Es handelt sich um „Massen-Plazebos", die in anderen europäischen Ländern oder in Amerika nicht einmal auf dem Markt sind. Ihr Wert macht etwa sechs Milliarden DM aus, finanziert durch die Krankenkassen.

Stichprobenuntersuchungen zeigen überdies, daß etwa 30 % der verordneten und verkauften Arzneimittel ungebraucht im Müll landen und nochmals etwa 20 bis 25 % nur teilweise genommen werden. Im Jahr 1992 haben die gesetzlichen Krankenversicherungen Arzneien aus Apotheken im Wert von knapp 27 Milliarden DM finanziert. Die Apothekenumsätze lagen über 30 Milliarden DM. Im Jahr 1993 ist das global verfügbare Arzneimittelbudget für die ambulante ärztliche Versorgung im Rahmen der gesetzlichen Krankenversicherungen auf 24 Milliarden DM begrenzt. Etwa zwei Milliarden DM wenden die Patienten über ihre Selbstbeteiligung für Arzneien auf.

Für sechs Milliarden DM werden also unsinnige oder nicht wirksame Arzneimittel konsumiert. Im Müll landen unbenutzte Arzneimittel im Wert von fünf bis zehn Milliarden DM. Wenn die Ausgaben für Arzneien aus Apotheken um die Hälfte reduziert wären, würde die medizinische Versorgung der Bevölkerung nicht zusammenbrechen. Ein vernünftigerer Umgang mit Medikamenten in der Gesundheitsversorgung würde Finanzmittel der gesetzlichen Krankenversicherung in der Größenordnung von gut zehn Milliarden DM freisetzen, die für bessere ärztliche Betreuung oder pflegerische Hilfe eingesetzt werden könnten. Diese Geldsumme reichte aus, um etwa 100 000 Ärzte oder 200 000 Krankenpflegekräfte zu bezahlen.

Es geht doch um das Ziel, im Gesundheitswesen persönliche Zuwendung statt chemische Zuwendung durchzusetzen. Dies ist nach meiner Überzeugung die zentrale Aufgabe der Reformpolitik für das Gesundheitswesen in Deutschland: mehr Liebe und weniger Valium.

An welcher Stelle rangieren die deutschen Tablettenschlukker in der internationalen Statistik?

Der deutsche Bürger gibt pro Kopf weltweit am meisten Geld jährlich für seinen Arzneimittelkonsum aus. Die Deutschen schlucken am teuersten, aber nicht am meisten. Die französiche Bevölkerung ist noch schluckfreudiger und gebraucht noch mehr Zäpfchen oder Salben.

Die Kosten für die Arzneimittelversorgung im jeweiligen Gesundheitswesen sind in Europa von Land zu Land unterschiedlich. Die dänische Bevölkerung braucht pro Bürger nur ein Fünftel der Geldmittel, die österreichische nur ein Drittel, um ihre jeweilige Arzneimittelversorgung sicherzustellen. Dänische oder österreichische Schluckverhältnisse oder ärztliche Verschreibegewohnheiten nach Deutschland übertragen, ließen Krankenversicherungsmittel in der Größenordnung von 15 bis 20 Milliarden einsparen, ohne die Krankenversorgung wirklich zu beeinträchtigen. Weder die dänische noch die österreichische Bevölkerung erscheint im Vergleich zur deutschen kränker. In Holland gehen 44 % der Arzt-Patient-Kontakte ohne die Überreichung eines Rezeptes zu Ende. In Deutschland wird durchschnittlich bei jedem Arztbesuch ein Rezept ausgestellt.

Welche Erkenntnisse lassen sich aus diesen Zahlen ziehen?

Im internationalen Vergleich zeigt sich deutlich, daß der deutsche Arzneimittelkonsum nicht vernünftig ist. Es muß ein vorrangiges Ziel aller Gesundheitspolitik und aller ärztlichen Vorgaben werden, den rationalen Gebrauch von Arzneimitteln im bundesdeutschen Versorgungssystem durchzusetzen. Die Optimierungsreserve der Arzneimittelversorgung hilft dann, notwendige ärztliche und pflegerische Hilfen zu finanzieren, die heute nicht möglich sind. Rationaler Arzneimittelkonsum ist ein Beitrag zur Qualifizierung des Gesundheitswesens und gleichzeitig eine Chance, trotz Sparzwang gesunde Hilfe für kranke Menschen sicherzustellen.

Die Schluckgewohnheiten in der Bevölkerung müssen sich verändern. Der Anspruch von Krankenversicherten, Gesundheitskosmetika auf Krankenschein zu erhalten, ist nicht gerechtfertigt. Viele Bürger nutzen Pillen, Tropfen, Salben und andere Mittel als Krücke zu mehr Wohlbefinden so wie ihre Mitbürger Kosmetika konsumieren. Die Finanzierung dieses Mißbrauchs kann aber nicht Aufgabe eines solidarischen Krankenversicherungssystems sein. Wer Gesundheitskosmetika auf Krankenschein beansprucht, versündigt sich an seinem kranken Nachbarn. Die Umsetzung eines rationalen Arzneimittelkonsums durch Arzt und Patient in Deutschland ist der größte Schatz zur preiswerteren und qualitativ besseren Krankenversorgung.

Sind die Medikamte zu teuer, die Gewinnspannen der Industrie unangemessen hoch?

Im Arzneimittelpreis des produzierenden Pharmaunternehmens belasten die nackten Produktionskosten nur zu 42 % die Festlegung des Großhandelspreises. Etwa 25 bis 30 % des Arzneimittelpreises resultiert aus Marketing-Kosten, die Umsatzzielen dienen. In dieser Summe sind die Aufwendungen für kostenlos abgegebene Arzneimittel-Muster enthalten und Aufwendungen für Pharmareferenten, die vor Ort den Arzt über Arzneimittel informieren. In diesem Informationssystem der pharmazeutischen Industrie haben sich in den letzten Jahren Umsatzinteressen mehr durchgesetzt als seriöse wissenschaftliche Informationen. Manche Pharma-Vertreter ziehen mit bunten Reisekatalogen unter dem Arm durch die Praxen.

Geldwerte Zuwendungen sind Mittel zum Zweck: Umsatz um jeden Preis!

Die Aufwendungen für Arzneimittelforschung liegen in der Größenordnung von 10% des allgemeinen Arzneimittelpreises. Allerdings ist ein Großteil der Pharmaforschung nicht ärztlich-medizinisch bestimmt, sondern von den Marketing-Interessen und Umsatzzielen vorgegeben. Man beforscht neue Wirkstoffkombinationen, die medizinisch nichts Neues bieten, aber neue Märkte eröffnen können.

Das Schmerzmittel „Spalt" zum Beispiel wurde in seiner Zusammensetzung mehrfach verändert: Im Jahr 1983 enthielt die „Spalt"-Tablette andere Inhaltsstoffe als 1986. 1988 erschien „Spalt N" wieder in veränderter Zusammensetzung und 1990 enthielt die „Spalt-Tablette" plötzlich nur noch Acetylsalicylsäure.

Von 429 neuen Arzneimitteln, die 1988 zugelassen wurden, stufte die Deutsche Apothekerzeitung nur vier als wirklich neu ein. Im Jahr 1989 waren es von 1090 Neueinführungen nur acht, die man als neu bezeichnen konnte. Der überwiegende Anteil der Pharma-Forschung zielt nicht auf eine bessere Gesundheitsversorgung, sondern auf bessere Marktchancen für die Produkte der forschenden Industrie.

Die gigantischen Marketingkosten in der Größenordnung von fünf Milliarden DM jährlich schmälern natürlich auch mögliche Gewinnspannen für die Arzneimittel-Produzenten. Im Arzneimittelmarkt ist der Wettbewerb schärfer, und das Verführungs- teilweise sogar „Bestechungs"-Marketing umfangreicher geworden. Die Gewinnspannen für die Unternehmen gingen eher zurück.

Medikamente in Deutschland sind ohne Zweifel zu teuer, da der Arzneimittelpreis durch unvernünftige Aktivitäten und Verkaufsstrategien aufgebläht wird. Im Markt konkurrieren die Unternehmen nicht um möglichst gute und sinnvolle Arzneimittel, sondern um möglichst willfährige Verschreiber und schluckbereite Mitbürger. Absatz um jeden Preis auch unter

Vernachlässigung der schädlichen Nebenwirkungen ist die Devise, die sich in den Konzernen durchgesetzt hat. Seriöse Pharmaunternehmen bekommen zunehmend Schwierigkeiten, sich an diesem „Pseudo-Markt" zu behaupten. Das Marktgebahren der Arzneimittelunternehmen ist inzwischen zu einer ernsthaften Gefahr für die Gesundheit der bundesdeutschen Bevölkerung geworden.

In Amerika werden die Stimmen, die eine staatliche Preisaufsicht, eine Regulierung des Medikamenten-Marktes fordern, immer lauter. Die Befürworter von Kontrollen führen eklatante Beispiele für unangemessene Überteuerungen an. Zum Beispiel das Medikament Levamisole, das in der Veterinärmedizin eingesetzt wurde – hauptsächlich zur Behandlung von Schafen. Nachdem die Aufsichtsbehörde F.D.A. das Medikament zur Behandlung von menschlichem Darmkrebs freigegeben hat, erhöhte der Hersteller den Preis von sechs Cent auf sechs US-Dollar, also um das Hundertfache. Kennen Sie derartige Verstöße gegen die Moral auch in Deutschland?

Arzneimittelunternehmen sind Bestandteil eines wirtschaftlichen Gefüges, und folgen anderen Gesetzmäßigkeiten als soziale Sicherungsnetze. Es ist die wirtschaftspolitische Pflicht des Pharmaproduzenten, möglichst viel zu produzieren und abzusetzen und dafür auch alle handwerklichen Techniken und werberischen Methoden einzusetzen. Aufgabe des Arztes ist es jedoch, wie ein Schleusenwärter gegen die Tablettenflut, den optimalen Einsatz von Arzneien für die Gesundheitsversorgung zu gewährleisten. Die Umsatzziele der pharmazeutischen Industrie sind nicht identisch mit den Zielen einer qualitativ ausreichenden Gesundheitsversorgung. Das pharmazeutische Unternehmen als Teil eines marktwirtschaftlichen Ordnungsgefüges unterliegt anderen Interessen als das Gesundheitswesen, das innerhalb der Volkswirtschaft Vermögen umverteilt, damit die Menschen auch wirtschaftlich produktiv sein können. Der „natürliche" Interessengegensatz zwischen Pharmaindustrie und Gesundheitswesen muß gesundheitspolitisch zu Regeln führen, die eine Trennung der Gewalten sicherstellen. Eine direkte, unmittelbar den Arzt beeinflussende Informationspolitik von Pharmaunternehmen ist gefährlich. Die Ärzteschaft muß sich selbst von den „Verführungskünsten" der pharmazeutischen Industrie abhängig machen. Es ist Aufgabe der ärztlichen Selbstverwaltungen sich ein eigenes, von wirtschaftlichen Interessen der pharmazeutischen Industrie unabhängiges, Informationssystem einzurichten.

Das Geschäft mit der Krankheit ist immer lukrativ, da kranke Menschen keine souveränen Konsumenten sind und im Krankheitsfalle auch Bereitschaft zeigen, mehr zu bezahlen als sinnvoll ist. In ihrer Preisgestaltung nutzen pharmazeutische Unternehmen Monopolstellungen oder die Einzigartigkeit neuer Medikamente rücksichtslos aus. Ein neues Migräne-Mittel, das einen wirklichen therapeutischen Fortschritt darstellt, wird überteuert auf den Markt gebracht, und Patienten wie Ärzte müssen dies schlucken.

Pharmazeutische Unternehmen folgen keinem sozialen Gewissen, das ist aber auch nicht ihr Zweck. Aus diesem Grund ist es unverzichtbar, daß gesundheitspolitisch die Macht von Pharmaproduzenten begrenzt und der Pharmamarkt auch sozial dienlich reguliert wird. Es macht keinen Sinn, von der Industrie Moral zu verlangen. Das Gesundheitswesen allerdings ist ein Unternehmen, in dem ethische Prinzipien wichtiger sind als merkantile.

V.

DAS MEDIKAMENT DER ZUKUNFT HEISST BILDUNG – UND ALLE MÜSSEN DIESE PILLEN SCHLUCKEN

Arzneimittelmißbrauch: Diesen Vorwurf muß man doch mehreren Angeklagten machen – den Ärzten ebenso wie den Patienten, der Pharmaindustrie ebenso wie den Krankenhäusern. Wo muß man den Hebel ansetzen, um diesen Teufelskreis zu durchbrechen?

Die für Deutschland typische Schluck-Kultur ist nicht genetisch in den Bürgerinnen und Bürgern festgelegt. Die Einstellung von Menschen und professionellen Gesundheitsexperten zum Arzneimittel ist soziokulturell geprägt. Es gehört zum Selbstverständnis beinahe aller Beteiligten im deutschen Gesundheitswesen, daß Behandlungsbedürftigkeit von Patienten mit Arzneimittelbedürftigkeit gleichgesetzt wird. Mit Tabletten wird inzwischen fast jedes gesundheitliche Problem angegangen. Die Pillengläubigkeit ist dabei, wie jeder Glaube, mit irrationalen Haltungen und Einstellungen verknüpft. Die Prägung des Bewußtseins umfaßt Zeitspannen von Generationen, eine Umorientierung muß daher auch in Generationen denken. Kulturell verankerte Gewohnheiten müssen sich ändern, wenn ihr reales Ergebnis nicht mehr mit dem ursprünglichen Ziel übereinstimmt. Die Freiheit des Tablettenkonsums muß ihre Grenze dort finden, wo die Gesundheit der Bevölkerung beeinträchtigt wird oder die Vergeudung von volkswirtschaftlichen Mitteln für den Arzneimittelkonsum notwendige Hilfe und Gesundheitsförderung durch andere Mittel verhindert.

Ein Schulkind, das lernt, wie Kopfschmerzen Signale des Körpers darstellen, die zur Veränderung einer Situation aufrufen, die Kopfzerbrechen bereitet, erfährt dann auch, daß Beziehungskonflikte oder Verhaltensweisen eines Lehrers Schmerzen auslösen können. Wenn darüber hinaus die Erfahrung gemacht wird, daß über kommunikative Prozesse das Problem bewältigt werden kann, wird ein solches Kind sich als Erwachsener bei Kopfschmerzen völlig anders verhalten als ein Schulkind, das bei Kopfschmerzen sofort eine Kopfschmerztablette erhält oder das bei schulischen Leistungsstörungen mit Medikamenten traktiert wird.

Das Arzneimittel paßt in die Denkweisen der industrialisierten Gesellschaft, die große Teile des Lebens in maschinelle, technische Vorgänge ummodelliert. Es paßt zu einer technologischen Grundorientierung im öffentlichen Bewußtsein, wenn Störungen im Empfinden mit einem Wirkstoff von außen gelöst werden. Es ist dabei immer einfacher, in mechanistischen Modellen zu denken, als komplexe Wirkungsgefüge oder dynamische Zusammenhänge zu begreifen und zu verändern. Die Kommunikationsgesellschaft ist jetzt dabei, Probleme als Kommunikationsstörungen und nicht mehr als Treibstoffdefizite zu interpretieren.

Im Verhältnis zwischen Arzt und Patient spielen das Rezept und das Arzneimittel heute noch eine überaus wichtige Rolle. Im Durchschnitt geht kein Arzt-Patient-Kontakt zu Ende, ohne daß ein Arzneimittel verordnet wird. Das Geschehen gleicht einer Beziehungsneurose, einer Verrücktheit zu Zweit. Die Gleichsetzung von Hilfsbedürftigkeit und Tablettenbedürftigkeit geht auf die einfachen mechanischen und technokratischen Vorstellung von Krankheit zurück, die beide – Arzt wie Patient – im Kopfe haben. Gleichzeitg hilft das Rezept auch, bestehende Grenzen zu verdrängen oder Veränderungsnotwendigkeiten im Leben zu leugnen. Der Patient in einer schwierigen Lebenssituation erhält durch die Arzneitmittel eine Art Bestätigung dafür, daß er selbst weder verantwortlich für seine Lage sei, noch etwas zu ihrer Veränderung beitragen könne. Sein Leiden ist ein Defekt, der mit einer von außen kommenden Gabe gelöst werden kann. Im zwischenmenschlichen Bereich wird das Beschwernis als „ordentliche Krankheit" legitimiert. Der Art gleichzeitig ist in einer ökonomischen Situation gefangen, wo er als Kleinunternehmer möglichst viele Leistungen in möglichst kurzer Zeit produzieren muß. Die Gebührenordnung, die ihn in diese unternehmerische Rolle zwingt, finanziert schnelle und technische Leistungen besser als einfühlsame und aufwendige Gespräche oder Diskussionen um ein besseres Leben.

Die Routine-Frage des Arztes: „Herr Müller, brauchen Sie noch etwas?" verschleiert die wirkliche Aussage: Ich habe keine Zeit, mich länger um Ihre Sorgen und Nöte zu kümmern. Das Rezept verkürzt also die Gesprächssituation und hilft gleichzeitig, die notwendigen Punkte auf dem Krankenschein abrechnen zu können. Patient wie Arzt sind dabei Opfer einer sozio-kulturellen Fehlhaltung gegenüber dem Arzneimittel und Opfer eines Organisationssystems, das ärztliche Leistungen falsch definiert und wirkliche Problemlösungen letztlich nicht angemessen honoriert.

Das Arzneimittel ist nach der fachlichen Definition ein chemischer Stoff plus eine Information. In der Arzneimittelversorung sind jedoch die Informationsseite und die Bedeutung der Kommunikation über das Arzneimittel in den letzten Jahren mehr und mehr zu Gunsten von stofflichen Umsatzzielen vernachlässigt worden. Nach meiner Überzeugung heißt das Pharmakon der 90er Jahre: Bildung! Alle Beteiligten in der Gesundheitsversorgung müssen lernen, daß kommunikative Prozesse und offene Informationen wichtiger sind als das „Glasperlenspiel" mit Tabletten. Die chemischen Stoffe müssen der menschlichen Kommunikation wieder untergeordnet werden.

Das Problem ist, wie beschrieben, sehr komplex, und die Umorientierung erfordert einen Kommunikationsprozeß, der nach meiner Überzeugung vornehmlich von der Medizin und der Ärzteschaft ausgehen muß, denn die Tablettengläubikeit in der Bevölkerung ist nicht aus den Leuten heraus erwachsen, sondern von der Medizin und der pharmazeutischen Industrie in die Herzen und Köpfe der Menschen gepflanzt worden. Aus der Verantwortung der ärztlichen Profession heraus, muß die Neubestimmung des Wertes von Arzneimitteln vom Arzt ausgehen.

Wir wissen, wer die Schuld hat. Wer hat den Schaden?

Ich möchte betonen, daß es hier nicht um Schuld, sondern um Haltungen und Einstellungen geht. Die Ärzteschaft trägt vornehmlich die Verantwortung für den Gebrauch von Arzneimitteln in der Gesundheitsversorgung insgesamt. Wenn allerdings ein Buch wie die „Bitteren Pillen" mit einer Auflage von mehr als 1,5 Millionen Exemplaren in zehn Jahren zu einem der größten Hits des Buchmarktes geworden ist, zeigt dies auch, daß die Bevölkerung in ihrem Umdenken sehr weit mitgeht und heute teilweise sogar die Veränderungsprozesse aktiv antreibt. Das Bewußtsein innerhalb der Ärzteschaft gegenüber dem Mißbrauch von Arzneimitteln ist weniger ausgeprägt als die Kritikbereitschaft der Patienten.

Den Schaden eines irrationalen Arzneimittelkonsums tragen der einzelne Patient und die Bevölkerung insgesamt. Wir müssen davon ausgehen, daß in Deutschland etwa 1 bis 1,2 Millionen Bürgerinnen und Bürger arzneimittelsüchtig sind. Bei einer differenzierten Überprüfung der Gründe wird deutlich, daß 90 % dieser Süchte über ein Rezept gebahnt wurden.

In Berlin arbeitet ein alternatives Projekt, ein Beratungsdienst für trauernde Angehörige. Die Einrichtung entstand aus einer Selbsthilfegruppe in Verbindung mit einer Psychotherapeutin. In die Beratung kommen vornehmlich Frauen, deren Männer gestorben sind. Die Erfahrungen zeigen, daß häufig Frauen mehr als ein Jahr nach dem Tod des Partners hilfesuchend in die Beratungsstelle kommen und von Beruhigungsmitteln abhängig geworden sind. Der behandelnde Arzt dürfte unmittelbar nach der Beerdigung des Mannes etwa sinngemäß gesagt haben: „Dies ist jetzt eine schwierige Situation für Sie, Frau Müller, ich habe dafür sehr viel Verständnis. Hier gebe ich Ihnen etwas Gutes, das wird Ihnen helfen, die Schwierigkeiten zu überwinden." Er verschreibt ein Beruhigungsmittel, und die Patientin nimmt es vertrauensvoll und ohne zu wissen, daß damit die notwendige Trauer nur verdrängt wird. Ergebnis: Die Patientin hat ein normales, menschliches, nicht bewältigtes Verarbeitungsproblem und zusätzlich die Sucht.

Die Nebenwirkungen des irrationalen Arzneimittelkonsums sind gravierend. Nach dem Alkoholismus ist die Tablettenabhängigkeit zur zweitwichtigsten Suchtkrankheit geworden. Den Schaden trägt die Gemeinschaft der Krankenversicherten über ihre Beiträge und die Bevölkerung dadurch, daß der Anteil der Suchtkranken steigt.

Was kann der Gesetzgeber tun? Fordern wir eigentlich nicht auch in dieser Beziehung „zuviel Staat"?

Der Staat löst die zugrunde liegende Problematik nicht. Selbstverständlich ist der Staat dafür zuständig, daß Arzneimittel im Zulassungsverfahren und über das Arzneimittelgesetz kontrolliert werden und gefährliche Stoffe nicht in den Handel kommen. Es gehört aber zur Natur jeder Arznei, daß sie Nebenwirkungen besitzt. In jedem einzelnen Fall muß bei der Gabe eines Arzneimittels abgewogen werden, ob der Nutzen höher bewertet werden kann als der möglicherweise angerichtete Schaden. Ein wirksames Arzneimittel ohne Nebenwirkungen gibt es nicht.

Die Stituation ist vergleichbar mit dem Autoverkehr. Der TÜV kann die technische Sicherheit von Kraftfahrzeugen überprüfen und weitestgehend sicherstellen, die Vernunft der Autofahrer ist damit aber nicht gewährleistet. Das Arzneimittelgesetz regelt die technische Verläßlichkeit der im Verkehr befindlichen Arzneimittel; es kann aber nicht die Vernunft von Ärzten und Patienten beim Arzneimittelkonsum garantieren. Der rationale Arzneimittelkonsum liegt in der Verantwortung von Arzt und Patient in der jeweiligen Beziehung. Hier muß sich etwas ändern!

Eingriffe in das Räderwerk der Pharmaindustrie – bedeutet das nicht wirtschaftliche Gefahr für die Firmen?

Die Gesundheit eines Pharmaunternehmens findet ihre Grenze dort, wo die Gesundheit der Bevölkerung beeinträchtigt ist. Die Drohung von Pharmaproduzenten mit einem Arbeitsplatzverlust ist so verantwortungsvoll wie die Äußerung, wir müssen Kriege führen, da der Panzerbau Arbeitsplätze sichert. Die Durchsetzung eines vernünftigen und sinnvollen Arzneimittelgebrauchs im Gesundheitswesen in Deutschland wird mit Sicherheit dazu führen, daß einige Hundert Unternehmen sich nicht mehr am Markt behaupten können. Ihre Produkte sind sinnlos oder überflüssig. Wenn die Bevölkerung dies nicht will, müßte die Bundesregierung ähnlich wie bei der Werft-Industrie öffentliche Subventionen für bedrohte Arzneimittelfirmen institutionalisieren.

Arzneimittelunternehmen, die wissen, daß nicht nur chemische Stoffe, sondern auch kommunikative Prozesse bedeutsam sind, stellen ihre Unternehmensziele um: Sie produzieren mehr und mehr komplexe Problemlösungsstrategien gegen Krankheiten, bei denen Arzneimittel nur ein Teil des Angebotes sind. Bereits heute gibt es große Pharmafirmen, die im Bildungssektor expandieren und eigenständige Angebote vermarkten. Es ist Aufgabe von Wirtschaftsunternehmen, sich flexibel und einfallsreich neuen Verhältnissen anzupassen und zeitgemäße Produkte zu entwickeln. Wer dies nicht schafft, wird auch nicht überleben können. Dies sind die Gesetze der Marktwirtschaft.

Vergessen wir bei dieser Diskussion nicht die enormen Summen, die die Pharmaindustrie, immer auf eigenes Risiko, in die Forschung und Entwicklung neuer Medikamente steckt?

Innerhalb der Pharmaunternehmen „überwucherten" die Umsatzziele mit Arzneien die inhaltlich-fachlichen Orientierungen, für neue Krankheiten neue Medikamente zu entwikkeln. Die Neueinführung von Arzneimitteln, die wirklich neu sind, neue Wirkprinzipien oder neue Behandlungsmöglichkeiten eröffnen, sind ausgesprochen selten. Zehn- bis hundertmal häufiger werden altbekannte Arzneimittel in neuer Kombination oder mit geringfügigen Veränderungen auf den Markt gebracht, mit dem nur neue Umsatzmärkte erschlossen aber keine neuen therapeutischen Möglichkeiten eröffnet werden. Pharmaforschung für spezielle Krankheiten, wo nicht Millionen von Patienten als mögliche Konsumenten auftreten können, ist in diesem System nicht lukrativ. Am lukrativsten ist die „Pille gegen den Ehekrach" oder eine Tablette gegen die Gedächtnisstörungen im Alter. Gedächtnistraining wäre wirksamer aber nicht in ein chemisches Produkt zu kleiden.

Das Gerede von den forschenden Unternehmen ist in der Regel eher Zweckpropaganda für Umsatzziele als Anliegen zur Förderung der Gesundheit. Im übrigen werden die Aufwendungen für Forschung und Entwicklung in der öffentlichen Wahrnehmung überschätzt. Die Forschung selbst ist nur zum geringsten Teil Innovationsforschung und zum allergrößten Teil Forschung zu Gunsten besserer Marktchancen. Der Grundgegensatz zwischen den Unternehmenszielen eines Pharmaproduzenten und dem Unternehmensziel der Gesundheitsversorgung muß gelöst werden. Dies gelingt aber nicht dadurch, daß man politische Schonräume für möglichst hohen und irrationalen Arzneimittelkonsum zuläßt. Im übrigen schluckt jeder Patient das Arzneimittel immer auch auf eigenes Risiko! Nach meiner Überzeugung muß die pharmazeutische Industrie die Risikobereitschaft aufbringen, sich den Gesundheitszielen der Bevölkerung unterzuordnen. Die Arzneimittelskandale der letzten Jahre und Jahrzehnte beweisen jedoch, daß diese Bereitschaft unterentwickelt ist. Man nimmt Patientenrisiken in Kauf, wenn das Umsatz-Risiko der Firma bedroht ist.

Kritiker der Industrie werfen den Medikamenten-Multis vor, Arzneimittel, die nur für einen sehr begrenzten Kreis wirksam sein können, also für seltene, wenig verbreitete Krankheiten, und die deshalb keine hohe Rendite versprechen, nicht genügend in ihr Forschungsprogramm aufzunehmen. Besteht dieser Vorwurf zu Recht?

Die Kritiker haben völlig Recht. Die Fakten des Arzneimittelmarktes zeigen genau, daß der Vorwurf stimmt. Allerdings ist dieser Vorwurf nicht dem einzelnen Pharma-Unternehmen zu machen, das sich den Marktgesetzen des Wirtschaftslebens unterwerfen muß. Hier haben der Pharma-Geschäftsführer und auch die mulitnationalen Konzerne eigene Zwänge, die sie daran hindern, volksgesundheitlich Sinnvolles und Wichtiges zu tun

Nach meiner Überzeugung ist, wie in anderen Industriefeldern, eine öffentlich finanzierte Forschungssubvention notwendig, um für seltene Krankheiten auch Arzneimittel entwickeln zu können. Das Krankheitsrisiko in einer Bevölkerung ist ein öffentliches Anliegen und seine Bewältigung braucht daher auch den Ausgleich zwischen öffentlichen Interessen und dem bestehenden Wirtschaftsgefüge. Die Volkswirtschaft fußt nach Meinung ernstzunehmender Ökonomen auf vier Produktivfaktoren: Kapital, Arbeit, Grund und Boden und sozialem

Frieden oder soziokultureller Gesundheit. Gesundheitsdienliche Forschung ist so betrachtet eine Voraussetzung für ein gesundes Wirtschaftsgefüge. Gesundheitsdienliche Forschung wäre damit eine wichtige Aufgabe staatlicher Einflußnahme.

Original-Ton Huber: „Das Krankenhaus ist die Tablettenkonsum-Schule der Nation." Wer bekommt Unterricht? Die Patienten oder die Ärzte?

Wie bereits erwähnt, gehen nur 25 von 100 Menschen, die sich krank fühlen, zu einem Arzt. In der Regel zu einem niedergelassenen Allgemeinarzt oder Internisten. Ganz wenige werden zum Facharzt weiterverwiesen. Nur ein Bürger kommt ins Krankenhaus. Nur ein Zehntel des Bürgers kommt – um im Bilde zu bleiben – in eine Universitätsklinik. Dort wird mit hoher Spezialisierung nach Organdefekten gesucht und ebenso hochspezialisiert Therapie vermittelt. In den Universitätskliniken läuft jedoch die Ausbildung der Medizinstudenten. Der durchschnittliche Medizinstudent erhält so nie Kenntnis während seines Studiums von den alltäglichen Krankheiten und ihrer Bedeutung. Die Universitätsklinik vermittelt ihm ein völlig falsch gewichtetes Spektrum von Krankheiten und Gesundheitsproblemen. Der fertige Arzt hat somit zwangsläufig keine realitätsgerechte Problemsicht. Die Weiterbildung der Ärzte zu Fachärzten erfolgt fast ausschließlich an Krankenhäusern. Auch dort behandelt der Arzt vornehmlich Schwerkranke mit organisch sehr viel häufiger faßbaren Krankheiten als in der ambulanten ärztlichen Versorgung.

Im Routinebetrieb eines Krankenhauses ist der junge Arzt oft mit neuen, ihn verunsichernden Situationen konfrontiert. Er arbeitet auf der Basis seines theoretischen Universitätswissens und im Rahmen einer Krankenhaushierarchie, die ihn veranlaßt, alles schulmedizinisch Denkbare und Mögliche auch zu berücksichtigen. Unsicherheit und Unerfahrenheit führen zu einem Handeln, wo alles Machbare auch gemacht wird. Man ordnet also lieber 70 Laboruntersuchungen als nur eine gezielte und gibt eher vier Arzneimittel als keines.

Die Schulung des Arztes an der „Körpermaschine“ ist im Krankenhaus besonders intensiv. Das Studium vermittelt Krankheitsprobleme vornehmend als Denken in technischen Modellen und pharmakotherapeutischen Bewältigungsstrategien. Es gibt zwangsläufig keine Krankenhauskultur, die sich einen möglichst minimalen Tabletteneinsatz zum Ziel setzt.

Die meisten Patienten im Krankenhaus sind alte Menschen mit vielfältigen Gebrechen. Die mechanistische Herangehensweise führt nun dazu, daß auf jede feststellbare Störung eine medikamentöse Behandlung folgt. Das psychosoziale Umfeld und seine Bedeutung für die Bewältigung von chronischen Gebrechen ist im Krankenhausalltag nicht gegenwärtig. Der Arzt diagnostiziert körperliche Normabweichungen und versucht medikamentös die Verhältnisse neu zu regeln. In diesem reduzierten Verständnis des Menschen und der Lebensvorgänge blüht ein vielfältiger Einsatz von Pharmakotherapie. Die Patienten verlassen das Krankenhaus mit einer Vielzahl von Arzneiverordnungen und der erfahrene Hausarzt hat seine liebe Not damit, Patienten von diesen Arzneien wieder wegzubringen. Die Autorität der Krankenhausanordnung wird in der Regel höher bewertet als die Autorität des einfachen Hausarztes, der das Leben aber sehr viel besser kennt.

Die pharmazeutische Industrie hat zusätzlich die Unerfahrenheit und die spezifische Herangehensweise der Krankenhausärzte als Marketing-Hebel erkannt und genutzt. Krankenhausapotheken bekommen relativ preisgünstig Arzneimittel, die in der Apotheke draußen sehr teuer sind. Damit werden Produktnamen in die Köpfe der Patienten gebläut und der niedergelassene Arzt oftmals gezwungen, Mittel zu verordnen, die es auch billiger unter anderem Namen gäbe.

Im Krankenhaus werden Ärzte in der Arzneimitteltherapie unzureichend ausgebildet, und die Patienten bekommen so falsche Vorstellungen darüber vermittelt, was sie wirklich brauchen.

Gibt es eigentlich Statistiken, die darüber Aufschluß geben, wie oft ein Bundesbürger im Laufe seines Lebens zum Arzt und ins Krankenhaus geht? Gibt es (glückliche) Menschen, die nie in ihrem Leben einen Arzt aufsuchen?

Natürlich gibt es Menschen, die selten bis nie in ihrem Leben einen Arzt aufsuchen und medizinische Hilfe brauchen. Medizin ist aber in unseren Gesellschaften zu einem Teil der allgemeinen Lebensbewältigung geworden. Es hat sich eingebürgert, regelmäßig zum Körper-TÜV zu gehen, da man dies für sinnvoll erachtet. Im Durchschnitt geht jeder Krankenversicherte acht- bis neunmal im Jahr zu einem Arzt. Die Franzosen gehen nur halb so häufig zum Doktor, die Engländer noch seltener. Dies hängt mit den unterschiedlichen Honorierungssystemen für die ambulante ärztliche Versorgung zusammen. Das deutsche System begünstigt möglichst häufige, möglichst kurze Arzt-Patienten-Kontakte. Das sogenannte Praxis-Marketing bemüht sich auch, über die Patientenbindung dazu beizutragen, daß möglichst viele Krankenversicherte regelmäßig einen Arzt aufsuchen. Für das ambulante Versorgungssystem ist nur der Bürger lukrativ, der kommt und sich krank fühlt. Einen ökonomischen Vorteil für eine Gesundheitsförderung, die Arztbesuche überflüssig macht, gibt es nicht. Die Gestaltungsweise einer gesundheitlichen Versorgung nimmt mit der Zeit Einfluß auf die allgemeine Kultur der Krankheitsbewältigung. Deshalb meine ich, daß eine Kulturreform im bundesdeutschen Gesundheitswesen sehr viel wichtiger ist als eine Strukturreform.

Mal ganz simpel: Rennen die Menschen zu oft, zu schnell, zu leichtfertig zum Arzt? Wie sie ja auch schnell zum Scheidungsrichter eilen. Quick-Fix. Könnten nicht viele Symptome mit Pfefferminztee und einem Tag Ruhe bekämpft werden?

Arzt und Patient sind in Deutschland Opfer eines falsch strukturierten Versorgungssystems. Natürlich ist es so, daß die Menschen zu oft, zu schnell und zu leichtgläubig – nicht leichtfertig – zum Arzt rennen. Die Unsicherheit der einzelnen Menschen in ihrer zwischenmenschlichen Vereinzelung gegenüber Problemen und Wehwehchen führt auch dazu, daß man professionelle Hilfe suchen muß. Der Umgang mit Gesundheitsstörungen im Alltag ist nicht Bestandteil des allgemeinen Bildungssystems. Klassische, wirksame Hausmittel werden in ihrer Bedeutung jungen Menschen im Bildungssystem nicht vermittelt. Die Bevölkerung vergißt Umgangsformen mit Gesundheitsstörungen, die sehr hilfreich sein könnten. Das Grundgefühl in der Bevölkerung gegenüber den Gesundheitsproblemen ist Unsicherheit und die Vorstellung, etwas falsch zu machen, wenn nicht fachlicher Rat beigezogen wird. Die Expertenherrschaft dominiert das öffentliche Bewußtsein. Die langfristige neue Orientierung der Gesundheitsversorgung muß sich zum Ziel setzen, in der allgemeinen Schulbildung Umgangsweise mit Gesundheitsstörungen zu kultivieren und Sicherheiten zu vermitteln, mit denen Menschen ernsthafte Schmerzen von alltäglichen Beschwerden unterscheiden lernen. Das Problem ist eigentlich bekannt: Die Grippe dauert ohne Arzt sieben Tage und mit Arzt eine Woche. Sinnvoll wäre, wenn sich auf der Gesprächsebene zwischen Arzt und Patient, Ärzteschaft und Bevölkerung eine neue Umgangskultur mit Gesundheitsstörungen durchsetzt, die nicht den Arztbesuch zur Regel, sondern zur Ausnahme macht. Dazu bedarf es aber einer Strukturierung des Gesundheitswesens, wo nicht die Krankheit, sondern Gesundheit lukrativ wird und die Hilfe zur Selbsthilfe begünstigt wird.

Inzwischen gibt es kaum noch ein Krankheitsbild, für das es nicht eine Selbsthilfegruppe gibt. Betroffene schließen sich in Gruppen zusammen, um sich gegenseitig bei der Bewältigung ihrer Probleme zu unterstützen. In solchen Selbsthilfebewegungen entwickelt sich eine Art Gegenkultur zur professionellen Versorgungslandschaft. Menschen lernen wieder, selbstsicherer und selbstbewußter mit sich, ihrem Körper, ihrer Seele und ihrer sozialen Umwelt umzugehen. Ein modernes Gesundheitsversorgungssystem muß solche Entwicklungen fördern und stützen. So wie die Gemeinden für Radfahrer Fahrradwege bereitstellen, muß künftig auch die Straße für die Entwicklungen von Selbsthilfeinitiativen ebenso selbstverständlich als öffentliche Aufgabe Teil der sozialen Infrastruktur werden. Das neue Orientierungsziel für ärztliche Hilfe, die Autonomie für betroffene Menschen, braucht auch neue Lehrwerkstätten und Kommunikationszentren für Gesundheitsförderung.

Zum Thema „Qualitätssicherungsmaßnahmen": Wie hilft diese Maßnahme Kosten sparen? Es werden doch nicht weniger Medikamente verschrieben, nur weniger verschiedene.

Es ist immer wieder die gleiche Problematik: Die heute vorherrschenden Methoden und Verhaltensweisen in der Medizin werden als unumstößliche Wahrheit vorausgesetzt und als Leistung gepriesen. Man meint, mit mehr Medizin mehr Gesundheit zu bekommen. Und da mehr Medizin sehr teuer ist, behauptet man eine Kostenexplosion, die nicht mehr zu finanzieren sei. Die erste Frage nach der Qualität einer medizinischen Dienstleistung ist die Beurteilung, ob die angewendete Medizin sinnvoll, menschlich angemessen und ärztlich verantwortbar ist? Was nützt es, die technische Qualität einer sonographischen Untersuchung zu überprüfen, wenn nicht gefragt wird, ob die Untersuchung überhaupt notwendig und sinnvoll ist? Das wunderschönste Röntgenbild in hervorragendster Qualität kann eine überflüssige und schädliche Untersuchung für den betroffenen Patienten darstellen.

Im Grundsatz ist das qualitativ beste Gesundheitsversorgungssystem auch gleichzeitig das kostengünstigste. Die Optimierungsreserven im Versorgungssystem der Bundesrepublik sind so groß, daß wir nicht über Kosten diskutieren müßten, wenn eine angemessene und problemgerechte Medizin betrieben wird. Wie tiefgreifend Qualitätsfragen auch die Grundphilosophien ärztlichen Denkens und Handelns betreffen, und wie medizinische Leitbilder und Lebenssichten die

Wahrnehmung der Realität verdrängen können, kann ein Beispiel aus der High-Tech-Medizin für Neugeborene verdeutlichen: Die Perinatologie beinhaltet die Medizin um die Geburt herum. Die Methoden zur Überwachung eines Geburtsvorganges und die Techniken zur intensiven Behandlung von Frühgeborenen sind in den letzten Jahren immer mehr verfeinert, komplizierter und schwieriger beurteilbar geworden. Mit Medikamenten, Beatmungsgeräten und Eingriffen in die Körpermaschine der Frühstgeborenen versucht diese Medizin Leben zu erhalten oder zu retten. Der Weg führt in eine Techno-Medizin, wo jeder Körpervorgang kontrolliert und reguliert wird.

Eine Pionierin der sanften Perinatologie ist die Ärztin Dr. Marina Marcovich, die an einem Wiener Kinderspital arbeitet. Weniger Medizin sei manchmal mehr Gesundheit, meint diese Ärztin, die jahrelang intensivste technische Medizin an Neugeborenen praktiziert hat. Heute vertritt sie eine andere ärztliche Orientierung: „Wir lassen die Kinder Kinder sein! Das ist das ganze Geheimnis unserer Behandlung. Denn, wenn man sie läßt, schonend behandelt und nicht durch invasive Therapiemaßnahmen unterdrückt, dann können sie ungeheure Reserven und hohe Kompensationsmechanismen entwickeln."

Frau Dr. Marcovich hat mit der Vorstellung gebrochen, daß Säuglinge mit einem Geburtsgewicht unter 1500 Gramm besondere Risiken darstellen, denen man nur mit viel Technik und extremer Überwachung begegnen könne. Sie hat invasive Therapiemaßnahmen, maschinelle Beatmung vom ersten Augenblick an, und Medikamente durch eine intensive aber sanfte Pflege, häufige Eltern-Kind- und Hautkontakte, spezielle Massagen und Lagerung der Kinder sowie Musiktherapie ersetzt. Der springende Punkt sei, daß man erst einmal ganz in Ruhe, ohne Hektik die Atmung, die Bewegung, die Reaktion des Kindes beobachtet; ist die Reaktion zu schwach, wird vorsichtig Atemhilfe und Sauerstoffunterstützung gegeben, aber nicht invasiv. Nur die Angst, daß Frühgeborene nicht rechtzeitig und ausreichend betreut würden, veranlaßt andere Perinatologen zur vorschnellen Intubation und künstlichen Beatmung. Dauerbeatmete Frühgeborene erleiden unter dieser Therapie zu einem hohen Prozentsatz Lungenschäden für das gesamte weitere Leben. Hirnblutungen sind eine häufige Nebenwirkung dieser invasiven Medizin. Die Ärzte haben dies bisher auf Streß und Sauerstoffmangel während der Geburt zurückgeführt.

An der Wiener Klinik werden solche Komplikationen nicht mehr gesehen. Frau Dr. Marcovich glaubt, daß die Komplikationen, die bei Frühgeborenen immer beobachtet und zum Großteil der Geburtshilfe in die Schuhe geschoben wurden, Folgen der intensiven Therapie sind. Die Ärztin läßt auch zu, daß Frühgeborene in den ersten neun Tagen ihres Lebens etwa 20% ihres Gewichtes verlieren. Es gibt keine zusätzliche Ernährung und Flüssigkeitsgabe. Die Ärztin hatte den Mut, Kinder mit 700 Gramm Geburtsgewicht auf 560 Gramm abnehmen zu lassen. Dadurch stellte sie fest, daß dies kein bedrohliches Zeichen ist: „Wir betreiben das Hungern mit Absicht, ich glaube nämlich, daß das massive Flüssigkeitsangebot, in einer Zeit, in der das Kind instabil ist und mit dem Erhalt seiner Vitalfunktionen Probleme hat, eine zusätzliche Belastung ist. Wir belasten sie nicht mit Kalorien und Flüssigkeit. Jede Zelle braucht Sauerstoff; je weniger Belastungszellen, also Zellen, die im Moment keine vitalen Funktionen haben, desto geringer der Sauerstoffbedarf, desto leichter wird sich das Kind tun", sagt die Ärztin.

Eine Frühgeburt mit 620 Gramm kann bereits an Mutters Brust ernährt werden, konnte diese Geburtshilfe feststellen. Durch die sehr früh beginnende orale Ernährung werden zentrale Gefäßzugänge überflüssig, das enorme Infektionsrisiko bei den Frühgeborenen wird kleiner. Nur die Hälfte der Kinder braucht daher Antibiotika und Immunglobuline, Eiweiße zur Unterstützung der körpereigenen Abwehrfähigkeit.

In der Klinik von Frau Dr. Marcovich gibt es kaum einen Pneumothorax (Luft im Brustraum) und retrolentale Fibroblasien (eine spezifische Form der Nierenschädigung), die typischen Folgen einer intensiven maschinellen Beatmung beim Frühgeborenen. Auch Blutabnahmen werden selten durchgeführt. „Die Kinder werden durch die Schmerzen enorm gestreßt. Und ich glaube, daß gerade die Ausschaltung von Streß ein ganz wichtiger Punkt bei der Behandlung von Frühchen ist. Wesentlich ist die klinische Situation. Blutbefund, Röntgen und Ultraschall geben mir nur zusätzliche Informationen, 90% der Entscheidungsgrundlage bringt mir aber die sorgfältige Beobachtung der Kinder", meint die Ärztin, und sie bestätigt: „Die Kinder entgleisen nicht, weil wir sie nicht durch häufige Blutabnahmen stressen. Und weil die Kinder nicht entgleisen, bedarf es auch keiner häufigen Blutabnahme."

Das engagierte Team um die Neonatologin mit menschlicher Orientierung bemüht sich gemeinsam mit den Eltern um die Persönlichkeit der Frühgeborenen. Intensive Eltern-Kind-Kontakte und so häufig wie möglich Hautberührung mit den Eltern, aber auch mit den Geschwistern, sind bedeutend. Kleinste Kinder werden immer wieder gestreichelt und massiert. Dies stimuliert ihre Entwicklung. 700 bis 800 Gramm leichte Babys werden gebadet und eingecremt. Dies fördert nach der Erfahrung in der Klinik die Kommunikationsfähigkeiten und damit die Entwicklung des Kindes. Die Brutschränke sind mit weißem Fell ausgelegt, erscheinen wohnlich und die Kinder erhalten von Zeit zu Zeit die Lieblingsmusik ihrer Mutter während der Schwangerschaft vorgespielt.

Diese sanfte Neonatologie ermöglicht eine frühere Entlassung der Kinder als eine invasive Neonatologie. Die Statistik zeigt auch, daß in diesem Kinderspital 91% der Frühgeborenen bis zu 1500 Gramm ohne Behinderung überleben. Die Mortalitätsrate von 9% ist deutlich niedriger als in vergleichbaren anderen Einrichtungen.

Der verminderte medizinische Aufwand mit besserem gesundheitlichen Ergebnis für die betroffenen Kinder bringt gleichzeitig eklatante Kosteneinsparungen. Trotz der sehr aufwendigen und weit überdurchschnittlichen pflegerischen Betreuung liegen die Behandlungskosten pro Tag etwa bei der Hälfte der üblichen Tageskosten an einer großen neonatologischen Station in einer modernen Kinderklinik.

Mehr Qualität im Ergebnis einer sanften Medizin kann also auch mit Kostenreduktion einhergehen. Bedeutsam ist dabei die Bereitschaft, mit gängigen Denkschemen zu brechen und so etwas wie eine mütterliche Ehrfurcht vor dem Leben dominieren zu lassen. Die Macho-Medizin besitzt zu oft keine Geduld und operiert mit technischer Unterstützung, wo sanfte und liebevolle Zuwendung wirksamer wäre. Dies ist das Ergebnis eines Menschenbildes, das Leben auf technische Vorgänge zurückführt und die Technologie überbewertet. Es kommt daher zu einer aufwendigen apparativen und medikamentösen Intensivtherapie bei Problemen, die mit einer pflegenden Methode ebenso und oft billiger gelöst werden können.[1]

Ich möchte mit diesem Beispiel verdeutlichen, wie wichtig innere Haltungen und Einstellungen von Ärzten für medizinische Entwicklungen sind. Die ganzheitliche Qualität des Menschenbildes entscheidet primär über die Qualität der angewandten Medizin. Erst in zweiter Linie ist es dann wichtig, Strukturen, Prozesse und Ergebnisse definierter medizinischer Maßnahmen zu überprüfen und ihre Qualität zu sichern. Auch im alltäglichen Behandlungsgeschehen ist es viel wichtiger, immer wieder über den Sinn des ärztlichen Tuns nachzudenken, als mit differenzierten Zahlenkolonnen und Meßwerten technische Ergebniskontrolle zu betreiben. Eine gute, Leben in seiner Ganzheit respektierende Medizin ist billig!

Die Kostenproblematik in der modernen Medizin läßt sich nicht durch Strukturreformen, sondern nur durch Kulturveränderungen bewältigen. Was für die Neonatologie gilt, gilt erst recht für alle chronisch kranken, psychoszial belasteten Patienten und die Menschen mit einem nicht heilbaren, körperlichen, seelischen oder sozial Handicap. Die moderne Medizin braucht ein ausgewogenes Verhältnis zwischen Techno-

1 Bericht über die sanfte Perinatologie in: Medical Tribune, Nr. 19, 8. 5. 1992, S. 54–56.

logie und Pflege. Die einseitige Betonung der Technologie und die Vernachlässigung der Pflege führt im Ergebnis zu Krankheiten im System wie die künstliche Trennung zwischen Kopf und Herz bei einem menschlichen Organismus.

Ist die Organisation der Verordnungsmacht eigentlich marktwirtschaftlich vertretbar?

Die ärztliche Profession ist unverzichtbarer Bestandteil einer sozialen Gesundheitsversorgung, die Spezialwissen und spezielle Kenntnisse von dafür besonders gebildeten Menschen braucht. Medizinische Hilfe ist dabei kein beliebiges Produkt, der menschliche Körper nicht vergleichbar mit einem Automobil. Ein Krebspatient ist bereit, vieles auf sich zu nehmen und auch viel zu bezahlen, wenn er die Hoffnung auf Hilfe gegen die Krankheit erhält. Der Kranke ist aber in seiner Krankheit kein mündiger Konsument und nicht so zu sehen, wie der Käufer einer Waschmaschine. Eine rein marktwirtschaftliche Organisation gesundheitlicher Dienstleistungen und ärztlicher Hilfe entscheidet im Konflikt zwischen Ethik und Profit zu Gunsten des Profits und muß damit in Kauf nehmen, daß menschlich-ethische Normen auf der Strecke bleiben. Die Organisation der gesundheitlichen Versorgung kann also nicht den Marktgesetzen unterworfen werden.

Etwas anderes ist es, Wettbewerb zwischen unterschiedlichen medizinischen Angeboten zuzulassen, wenn es dabei um möglichst gute Leistungen und nicht um möglichst hohe Gewinne durch ein Angebot, das der Patient letztlich nicht beurteilen kann, geht. Nach meiner Überzeugung muß das Gesundheitswesen unabhängig von der Marktwirtschaft und damit in einem eigenen organisatorischen Rahmen so strukturiert und gestaltet werden, daß Wettbewerb um Leistungen für die Gesundheit und nicht um „Gewinne auf Krankenschein“ vorherrscht.

Ohne Erziehung, Bildung des Patienten muß jede Gesundheitsreform und jeder Feldzug gegen den Tabletten-Mißbrauch scheitern. Muß nicht auch dem Patienten klargemacht werden, daß das teuerste Medikament überhaupt nicht das bessere, das beste ist?

Es ist völlig richtig, daß im Bildungssystem in Deutschland Fragen von Gesundheit und Krankheit zu wenig behandelt werden. Ein Biologieunterricht, der biomedizinische Errungenschaften und Kenntnisse vermittelt, reicht nicht aus. Es geht auch um die Aufarbeitung von Erfahrungen, die Auseinandersetzung mit Körper, Seele und sozialem Umfeld und um die Vermittlung von Fähigkeiten für den einzelnen Menschen, selbständig und wissend mit seinen jeweiligen Problemen umzugehen. Eine solche Grundausbildung müßte dann auch die Grenzen medizinischer Möglichkeiten darlegen und im Bewußtsein der Bevölkerung langfristig verankern, daß Gesundheit mit mehr Medizin allein nicht zu erhalten ist. Gesundheit ist keine Ware.

Wenn deutsche Schulkinder gefragt werden, was ihnen zum Begriff „Gesundheit" einfällt, formulieren sie Worte wie: Krankenhaus, Arzt, Tabletten, Medizin oder Schmerz. Der Begriff Gesundheit ist völlig verknüpft mit dem medizinischen Handlungsgefüge, wie es in Deutschland besteht. Schulkinder gleichen Alters in Japan oder den Philippinen assoziieren zu dem Begriff Gesundheit Worte wie: Kraft, Fröhlichkeit, Familie, gutes Essen, Sonne oder Lebendigkeit. Gesundheit dort ist also mit besserem Leben verknüpft.

Diese kulturellen Unterschiede bereits bei Kindern stimmen nachdenklich. Das Menschenbild der westlichen Medizin ist tief in der Wahrnehmung und im Selbstverständnis der westlichen Menschen eingebettet und mehr mit Fremdbeeinflussung als mit Selbstbehauptung verbunden.

Ein Fach Gesundheitsbildung in der Schule muß sehr umfassend Selbständigkeit im Umgang mit Gesundheitsdingen sowie Lebenstüchtigkeit und nicht nur Kenntnisse von medizinischen Institutionen oder bilogischen Gesetzmäßigkeiten vermitteln.

Für viele Ärzte ist der schnelle Griff zum Rezeptblock eine willkommene Ersatzhandlung. Ein intensiveres Eintauchen in die eventuell krankheitsverursachende psychische und soziale Sphäre des Patienten kann so umgangen, das Fließband – „der Nächste bitte!" – auf profitablem Tempo gehalten werden. Ist es aber nicht auch der Patient, der so schnell als möglich aus der Arztpraxis entfleuchen will mit dem Rezept für das Allheilmittelchen in der Tasche? Er ist willens, dem Arzt zu erzählen, auf welcher Brustseite die Stiche quälen, aber nicht, daß seine Frau eine Alkoholikerin ist und die Tochter quält. Wie sollen die Patienten erzogen, zur Ehrlichkeit und Aufrichtigkeit ermuntert werden?

Ich habe von der „Verrücktheit zu Zweit" gesprochen, wenn Arzt und Patient das Rezept als schnelle Problemlösung gemeinsam wählen. Es ist mühsam und schwer, wenn ein Arzt sich auf die gesamte Bandbreite menschlichen Leids einläßt und den Versuch unternimmt, nicht nur den Körper, sondern auch die Seele und das soziale Umfeld zu betrachten. In der ambulanten Arztpraxis ist eine solche ganzheitliche Behandlung immer weniger lukrativ als ein schneller Durchlauf von Patienten und die kritiklose Anwendung schulmedizinischer Methoden. Das Rezept ist im bundesdeutschen System funktionaler und lukrativer.

Es ist leicht nachvollziehbar, daß auch Patienten schwierigen Lebensentscheidungen gerne aus dem Weg gehen und die Bewältigungsnot bei chronischen Krankheiten verdrängen möchten. Die Pille als rosa Brille für ein böses Leben ist zunächst die leichtere Lösung. Der Kampf um ein besseres Leben sehr viel schwieriger. Das Rezept erfüllt also auch Verdrängungs- und Leugnungswünsche für den Patient und ist so für ihn attraktiv.

Ein offenes und ehrliches Gespräch über die ganzen Sorgen und Nöte im Leben kostet Zeit und auf beiden Seiten – bei Arzt und Patient – die Bereitschaft sich darauf einzulassen. Optimale Gesundheit geht einher mit aufrichtiger und ehrlicher Auseinandersetzung mit den Gesundheitsstörungen oder den Krankheiten. Der billige Schein hilft nur oberflächlich, aber nicht auf Dauer. Die Erziehung zu Offenheit und Ehrlichkeit ist ein Ziel, das sowohl für Patienten als auch für Ärzte gilt. Die Fähigkeit zum offenen Dialog muß in der Ausbildung des Arztes ebenso vermittelt werden wie in der allgemeinen Schulbildung für die Bürger.

Ist der Arzneimittelmißbrauch für die Volksgesundheit nur zu teuer – oder auch schädlich?

Noch bedeutsamer als der Mißbrauch von Arzneimitteln ist die irrationale, die unvernünftige Verwendung von Arzneien, die als Verdränger für echte Problemlösungen fungieren. Das medizinische Versorgungssytem hat so etwas wie Valium für das Volk fest institutionalisiert, und die Tablettengläubigkeit verhindert, daß Bürgerinnen und Bürger die Verhältnisse, die sie behindern, aktiv verändern und umgestalten. Der Mythos Tablette ist zu einer ernsthaften Gefahr für die Gesundheit der Bevölkerung insgesamt geworden. Über eine Million Tablettensüchtige sind ein teueres Versorgungsproblem für das Gesundheitswesen. Untersuchungen zeigen auch, daß jede fünfte Krankenhausaufnahme mit einer fehlgeleiteten medikamentösen Behandlung zusammenhängt. Gut ein Viertel der Dialyse-Patienten brauchen eine künstliche Niere, weil der chronische Schmerzmittelgebrauch ihre natürlichen Nieren zerstört hat. Manche Verwirrtheit im Alter ist Folge von Arzneimittelnebenwirkungen. Das Ziel, einen rationalen Gebrauch von Arzneimitteln bei der Lösung von Gesundheitsproblemen anzustreben, versucht auch ein möglichst hohes Maß an Gesundheit in der Bevölkerung ohne unnötige Kosten zu erreichen.

Thema: Bildung des Patienten. Sie hoffen, daß „Bildung das Pharmakon von Morgen" ist. Warum integrieren wir nicht ein Pflichtfach „Medizin" in das schulische Angebot? Ernährungsprobleme, Sexualaufklärung – zum Beispiel – könnten Bestandteile dieses Lehrfachs sein.

Ein Pflichtfach Medizin im schulischen Bildungsangebot, das die heutige Medizin kritiklos akzeptiert, trüge nur zur Medizingläubigkeit bei. Diese ist aber gerade zum Problem geworden. Das Pflichtfach müßte, wie gesagt, Gesundheitsbildung lauten und im weitesten Sinne Fragen eines besseren Lebens berücksichtigen. Wie gehe ich mit zwischenmenschlichen Konflikten um? Welche Bedeutung haben bestimmte Körpersignale? Wo hilft Medizin nicht. Und: Wie kann ich zu einem gesundheitsgerechten Leben beitragen?

Die bedeutsamsten Faktoren für die Gesundheitsstörungen in der Bevölkerung sind die Ernährungsweisen, das Rauchen, der Umgang mit Alkohol und Tabletten und dann auch die allgemeine soziale Umwelt. Einsamkeit macht krank, und die Ausgrenzung von Schulkindern im Klassenverband produziert Beschwerden, die von der Medizin nur symptomatisch kuriert aber nicht bewältigt werden können.

Nach meiner Überzeugung müßte in der Schule ebenso ausreichend für die rechte, ganzheitlich assoziative und intuitive Gehirnhälfte Nahrung bereitgestellt werden wie für die linke, analytisch und rational trennende Hemisphäre.

Gesundheitsbildung statt Medizinunterricht, lautet die Devise!

Im Rahmen Ihrer Strukturreform fordern Sie den „Abbau fehlgeleiteter Ansprüche aufgrund fehlgeleiteter Informationen bei den Patienten". Wieder der Wunsch nach Beispielen. Der Patient, um den es ja geht, kann mit solchen Sätzen allein nichts anfangen.

Entscheidend für die Gesundheitsversorgung in unserem Land ist der Umgang mit den Gebrechen des Alters. Mit dem Alter gehen natürlicherweise Beschwerden und körperliche Handicaps einher, die ein zufriedenes Leben beeinträchtigen, aber nicht verunmöglichen müssen. Wenn nun die Medizin den Traum von jugendlich-intaken Körpern produziert und diese falsche Information im öffentlichen Bewußtsein verankert, kommen Patienten mit eigentlich normalen Altersgebrechen in medizinische Behandlung und wollen das Handicap weggenommen haben. Falsche Informationen über die Wirkung von Arzneimitteln auf das Leistungsvermögen in der Schule führen auch dazu, daß Mütter Tabletten beanspruchen, wenn die schulische Leistung ihres Kindes schlechter geworden ist.

Die Vorstellung von der Körpermaschine prägen ein Selbstverständnis von Menschen gegenüber ihrer eigenen Körperlichkeit, die Wünsche nach dem jährlichen Körper-TÜV zur Folge haben. Ein schulmedizinischer Check-up mit allen technischen Möglichkeiten, Normabweichungen in Stoffwechselprozessen oder Körperstrukturen nachzuweisen, produziert Reparaturansprüche. Der Cholesterin-Wert wird so zur Chiffre für Gesundheitsgefahr und veranlaßt medikamentöse Eingriffe, die den Fettstoffwechsel kosmetisch regulieren. Die regulierten Fettwerte führen dann dazu, daß vielleicht die Herzinfarktraten in einer Bevölkerung sinken, die Sterblichkeit insgesamt aber nicht verändert wird, da andere Krankheitsursachen häufiger auftreten.

Es ist schwierig aber unverzichtbar, die Bedeutung medizinischer Maßnahmen für die Gesundheit großer Bevölkerungskreise zu bewerten und eine Entscheidung darüber zu treffen, ob der Einsatz medizinischer Möglichkeiten wirklich sinnvoll und für den allgemeinen Krankheitsstatus in der Bevölkerung positiv ist. Aus diesem Grunde plädiere ich für eine umfassende Information über die Grenzen der Medizin und den Abbau von Medizingläubigkeit in der Bevölkerung.

Die Vorstellung beispielsweise, daß der tägliche

Stuhlgang normal sei, verleitet zur Einnahme von Abführmitteln, um diese Normalität zu erreichen. Die Dauergabe von Abführmitteln produziert jedoch eine eigene Krankheit der Verdauungsvorgänge und unnötige Schäden.

Manche älteren Menschen wissen nicht, daß im Alter wenig Schlafbedürfnis völlig normal ist. Um sechs Stunden Schlaf zu erreichen, werden Schlafmittel konsumiert, die wiederum mit ihren Nebenwirkungen krankheitsträchtige Folgen haben.

Wer soll denn die von Ihnen ebenfalls angemahnte „offensive öffentliche Aufklärung über unerwünschte oder gefährliche Folgen des Arzneimittelkonsums" anführen?

Die genannten Beispiele zeigen bereits, wie falsche Vorstellungen über Normalität im Leben einen Arzneimittelkonsum auslösen können, der gefährliche Nebenwirkungen für die Betroffenen hat. Die langfristigen Folgen chronischer Schmerzmitteleinnahme sind den Menschen viel zu wenig bekannt. Auch weiß niemand, daß der chronische Schmerzmittelgebrauch mit typischen Substanzen gegen den Schmerz Schmerzsyndrome durch diese Substanzen produziert. Wenn nun Arzneimittelhersteller Schmerzmittel-Substanzen mit Substanzen mischen, die im Dauergebrauch süchtig machen, führt dies zu einem Teufelskreislauf, wo die tägliche Tabletteneinnahme gegen Schmerzen die Ursache für die Schmerzen ist.

Es ist eine große Gefahr für die Gesundheit in der Bevölkerung, daß Arzneimittel zu leichtfertig und zu oberflächlich eingenommen werden und die Nebenwirkungen nicht genügend bekannt sind. Da Arzneimittelproduzenten sehr offensiv für den Arzneimittelkonsum werben, muß vom Gesundheitsversorgungssystem ebenso offensiv eine Information über die unerwünschten Folgen eines kritiklosen Arzneimittelkonsums praktiziert werden. Tranquilizer beispielsweise produzieren eben nicht „Aufwind für die Seele", wie die Werbung weißmachen will, sondern auch Abhängigkeit und Schmerzen.

Es ist Aufgabe der Ärzteschaft insgesamt und jedes einzelnen Arztes, immer wieder über Wirkungen und Nebenwirkungen von Arzneimitteln aufzuklären. Informationskampagnen in der Öffentlichkeit zu den Nebenwirkungen von Arzneien müssen über die Ärzteschaft und die Krankenkassen erfolgen. Ich halte es für sinnvoll, daß ein Buch wie die „Bitteren Pillen" in jedem Haushalt der Republik so selbstverständlich vorhanden ist wie das Telefonbuch. Allgemeine kritische Informationen über Arzneimittel für die Bevölkerung helfen dem einzelnen Arzt auch, im Gespräch seine Ermessensentscheidung für die Gabe eines Medikamentes zu begründen und darzulegen. Es erfordert allerdings Zeit, die im medizinischen Versorgungssystem entsprechend berücksichtigt werden muß.

Was meinen Sie, wenn Sie feststellen, daß „Kooperation mit einem Lebensmittelkonzern besser sei als mit einem pharmazeutischen Unternehmen"? Profitorientierte und internationale Multis sind wahrscheinlich doch beide Kooperationspartner.

Die Ärztekammer Berlin hat in der Tat Gespräche mit einer Supermarktkette in Berlin geführt, um Ernährungsberatung im Supermarkt praktizieren zu können. Da Ernährungsfragen fundamentale Bedeutung für den Gesundheitsstatus der Bevölkerung besitzen, wäre es vernünftig, im Supermarkt mit Beratungsangeboten für gesundheitsgerechte Ernährung präsent zu sein. Es wäre auch sinnvoll, gesundheitsförderliche Lebensmittel besonders zu kennzeichnen. Die Ärztekammer könnte, wie heute das Umweltbundesamt den „Blauen Engel" für umweltförderliche Produkte, eine „Grüne Gabel" für besonders gesundheitsgerechte Produkte verleihen und so auch Lebensmittelkonzernen neue Marketing-Chancen eröffnen.

Ein Lebensmittelkonzern trifft seine Entscheidungen ebenso profitorientiert wie ein Pharmakonzern. Das Gewinnstreben ist konstituierender Bestandteil des Wirtschaftsgefüges. Die Unternehmen haben ein Recht darauf, Profite anzustreben. Jede Kooperation von Ärzten mit Unternehmen, die im allgemeinen Wirtschaftsmarkt tätig sind, muß sich mögliche Interessensgegensätze bewußt machen. Aufgabe der Ärzteschaft im Gesundheitswesen ist es, die Gesundheitsinteressen zu vertreten und gegen andere Interessen durchzusetzen. Trotz Interessengegensätzen gibt es aber Kooperationsmöglichkeiten und einen Interessensausgleich, der beiden Seiten helfen kann. Da die Schäden durch falsche Ernährung nicht mit noch soviel Tabletten beseitigt werden können, ist ein präventiver Ansatz, gesundheitsgerechte Ernährung zu fördern, besser. So gesehen ist die Zusammenarbeit mit einem Lebensmittelkonzern für die Ärzteschaft durchaus wichtiger als die Zusammenarbeit mit pharmazeutischen Unternehmen.

Jedes Alter hat seine Probleme, jede Zeit die ihren. Was sind die häufigsten Krankheiten unserer Zeit?

Im Vordergrund stehen heute psychosoziale Befindlichkeitsstörungen, psychosomatische Krankheiten und chronische Behinderungen, die mit körperlichen, seelischen oder sozialen Handicaps einhergehen.

Insgesamt nehmen chronische Krankheiten zu. Bei der Allgemeinen Ortskrankenkasse in der Bundesrepublik Deutschland wurden die meisten Arbeitsunfähigkeitsfälle oder Krankschreibungen durch Krankheiten der Atmungsorgane, Krankheiten von Skelett, Muskeln und Bindegewebe, Verletzungen und Vergiftungen, Krankheiten der Verdauungsorgane und Krankheiten des Kreislaufsystems verursacht. Bei den Krankenhausfällen nimmt die Zahl der Kreislauferkrankungen mit steigendem Alter kontinuierlich und rapide zu. Herz- und Kreislaufkrankheiten sind das vorherrschende Problem im Alter.

VI.

MEDIZINER EMPFINDEN DEN TOD ALS PERSÖNLICHE NIEDERLAGE – UND IM UMGANG MIT DEM STERBEN HELFEN KEINE GESETZE

In keiner anderen Situation sind die menschlichen Qualitäten des Arztes auf eine härtere Probe gestellt, als wenn er über Leben und Tod entscheiden muß, wenn er seinem Patienten mitteilen muß, daß die Lebensuhr abgelaufen ist. Das Verhalten in dieser Situation kann man doch nicht lernen, studieren oder gar staatlich oder berufsständisch regulieren. Müssen Entscheidungen, die Methoden nicht letztlich jedem einzelnen vorbehalten bleiben?

Viele Menschen haben Angst, daß die moderne Medizin sie im hohen Alter daran hindert, in Würde und menschlich geachtet zu sterben. Beim Umgang mit sterbenden Patienten ist der Arzt als Person ganz besonders gefordert. Da Ärzte sich selbst als Kämpfer gegen Tod und Sterben verstehen und ihr oberstes Ziel dem Erhalt von Leben gilt, ist jeder sterbende

Patient gleichzeitig auch ein Spiegel medizinischer Erfolglosigkeit. Der Mediziner empfindet den Tod als persönliche Niederlage.

Sterbende Patienten zwingen zur emotionalen Auseinandersetzung mit der Endlichkeit des Lebens und auch mit der eigenen Sterblichkeit des Arztes. Diesen Auseinandersetzungen geht die Medizin gerne ritualisiert aus dem Weg, indem sie sterbende Patienten links liegen läßt oder mit apparativ-technischen Möglichkeiten über Gebühr Sterben verlängert. Menschlichkeit im Umgang mit Sterben und Tod läßt sich nicht über Regeln verordnen. Am wichtigsten ist, daß der Arzt selbst mit seiner Angst und seinen Gefühlen umgehen kann, und er in der Lage ist, menschlich offen mit seinem Patienten über Tod und Sterben zu sprechen. Diese Fähigkeit kann man durch reflektierte Erfahrung im Umgang mit Sterbenden erwerben.

Ich erinnere mich gut an den Beginn meiner medizinischen Weiterbildung im Krankenhaus. Wir Assistenzärzte gründeten damals eine kleine Selbsthilfegruppe, in der wir regelmäßig unsere Probleme und Schwierigkeiten im klinischen Alltag außerhalb der Dienstzeit in einem intimen Rahmen besprechen konnten. Wir sprachen auch über Tod und Sterben, und plötzlich fiel nach einigen Sitzungen einem von uns auf, daß wir immer von den Patienten sprachen, denen wir nicht mehr helfen konnten. Ärztliche Hilfe war im eigenen Bewußtsein völlig mit dem Vermeiden von Sterben verknüpft. Als wir so begriffen hatten, daß auch sterbende Patienten Hilfe brauchen und von uns Hilfe bekommen können, lernten wir, mit sterbenden Patienten über ihre Ängste, Sorgen und Fragen zu sprechen. Der Weg zu einem besseren Verhalten geht über die Selbsterkenntnis beim Arzt.

Der Umgang mit Tod und Sterben ist ein intimer Vorgang, der sehr viel mit der Beziehung zwischen Arzt und Patient zu tun hat. Nur beziehungsfähige Ärztinnen und Ärzte können das menschliche Bedürfnis nach einem würdigen und humanen Tod verstehen. Die Persönlichkeitsbildung beim einzelnen Arzt und das immer wiederkehrende Nachdenken über die eigenen Gefühle im Umgang mit Sterbenden entwickelt die Geduld, Sanftmut und Weisheit, die sterbenskranke Patienten von ihrem Arzt erwarten. In der persönlichen Beziehung zwischen den beiden Partnern, Arzt und Patient, müssen die Entscheidungen getroffen werden, wie für den jeweilig betroffenen Menschen sein Sterben ablaufen kann. Verhaltenssicherheit beim Arzt setzt also persönliche Stärke und emotionale Einfühlsamkeit voraus. Gesetze oder Verordnungen zu Sterbehilfe können eine humane Kultur des Umgangs mit dem Sterben in der Medizin nicht garantieren. Im Gegenteil: Sie können dazu verleiten, technisch Regeln zu vollziehen und die menschliche Beteiligung zu vermeiden. Der Sterbende braucht menschlichen Beistand, Pflege und Trost nach seinen individuellen Bedürfnissen und nicht die Vergewaltigung eines allgemeingültigen Rituals.

Die Ehrfurcht vor dem Leben ist die Grundlage für sichere Menschlichkeit im Umgang mit dem Sterben. Eine Medizin, die Patienten zum technischen Objekt macht, kann den Tod nicht ertragen. Der Arzt ist aber mehr als nur ein Mediziner.

Gibt es Ihrer Meinung nach unverrückbare Kriterien, die es zur Pflicht eines Arztes machen, dem Patienten die Wahrheit zu sagen?

Es ist Pflicht des Arztes, den Patienten nicht zu belügen. Der lange Zeit in der Medizin gebräuchliche Begriff der „barmherzigen Lüge" stellt eine Mißachtung des Patienten dar. Sterbende Menschen spüren sehr wohl, worum es geht, und schwerkranke Patienten sind sich des Ernstes ihrer Lage meistens bewußt. Wenn solche Patienten vom Arzt belogen werden, verstärkt dies ihre Angst, ihre Unsicherheit und ihr Gefühl, völlig im Stich gelassen zu sein. Die Regel im Umgang mit dem Patienten ist einfach und klar: Der Patient hat das Recht auf eine ehrliche und offene Antwort und der Arzt die Pflicht, diese zu geben.

Die Pflicht zur Wahrheit heißt aber nicht, daß nüchtern und brutal medizinische Diagnosen dem betroffenen Patienten an den Kopf geknallt werden. Einem Patienten zu sagen, „Sie haben Krebs!", und dann wegzugehen, ist nicht die Vermittlung von Wahrheit, sondern die herzlose Ausübung einer vermeidlichen Informationspflicht. Gespräche über medizinisch nicht heilbare Krankheiten brauchen sehr viel Zeit und Geduld. Der Arzt muß in der Lage sein, sich aktuell um all das zu kümmern, was in dieser Situation den Patienten beschäftigt. In der Praxis zeigt sich dann, daß Patienten sich die Freiheit nehmen, bestimmte Fragen nicht zu stellen. Der Patient hat das Recht, Gespräche zu vermeiden und zu unterlassen. Der Arzt hat die Aufgabe, immer wieder deutlich zu zeigen, daß er zu Gesprächen bereit und in der Lage ist.

Das unverrückbare Kriterium für den Arzt ist es, Fragen ehrlich zu beantworten und dann beim Patienten zu bleiben und ihn beim Prozeß des Verarbeitens zu begleiten. Bereitschaft zur Wahrheit und zur Begleitung gehören zusammen.

Stimmt der Illustrierten-Serientitel der 50er Jahre „Wenn Du arm bist, mußt Du früher sterben" immer noch?

Zusammenhänge zwischen sozialem Status und Sterblichkeit sind nicht zu leugnen. Menschen aus ärmeren Bevölkerungskreisen haben eine durchschnittlich geringere Lebenserwartung. So betrachtet stimmt dieser Satz auch heute noch, und er beinhaltet die weitere Verpflichtung, über soziale Ausgleichsmaßnahmen auch Chancengleichheit vor der Krankheit für alle Bevölkerungskreise zu erkämpfen. Dies ist Aufgabe der allgemeinen Sozial- und Gesundheitspolitik. Es sind soziale Bedingungen, wie Ernährungslage, Fremdbestimmtheit im Beruf, schlechte Wohnung, unzureichende materielle Verhältnisse oder zwischenmenschliche Desintegration, die den Krankheitsstatus innerhalb einzelner Bevölkerungsschichten oder Bevölkerungsgruppen prägen.

Es gehöt jedoch zu den Errungenschaften der gesetzlichen Krankenversicherung in Deutschland, daß alle Menschen im Krankheitsfalle unabhängig von ihrem sozialen Status die medizinische, pflegerische und ärztliche Hilfe erhalten, die notwendig und sinnvoll ist. Wer arm ist, bekommt im Krankenhaus oder in der Kassenarztpraxis eine ebenso gute Medizin wie der Reiche. Damit ist natürlich nicht ausgeschlossen, daß ein Millionär von einem Kassenarzt freundlicher behandelt wird als ein Hilfsarbeiter. Der Zugang zu medizinischen Hilfen ist jedoch durch die allgemeine Krankenversicherung weitestgehend sichergestellt, so daß niemand früher sterben muß, weil er medizinische Möglichkeiten nicht bezahlen kann. Dieser Beitrag der gesetzlichen Krankenversicherung zum inneren sozialen Ausgleich und zur sozialen Gerechtigkeit ist eines der Fundamente für den sozialen Frieden in Deutschland. Die Vereinigten Staaten von Amerika besitzen ein derart sinnvolles und wirksames Krankenversicherungssystem nicht, das allen Bürgerinnen und Bürgern gleiche medizinische Behandlungschancen eröffnet.

Wie ist Ihre Meinung zum bedingungslosen Einsatz moderner Maschinen zur künstlichen Verlängerung eines Lebens, der die medizinische Machbarkeit nicht selten über die Würde des Menschen stellt?

Jeder Mensch hat das Recht, in Würde und selbstbestimmt sein Leben zu beschließen. Ein würdiges Sterben kann jedoch nicht von der Medizin stellvertretend für die Menschen definiert werden. Jeder Patient bestimmt dies für sich individuell und der Arzt muß in der Lage sein, sich mit dem betroffenen Patienten darüber auseinanderzusetzen, wenn nicht Dinge wie Bewußtlosigkeit dies verhindern. Der bedingungslose Einsatz von Maschinen zur Verlängerung eines Lebens gegen den erklärten Willen des betroffenen Menschen ist medizinisch Scharlatanerie und ethisch frevelhaft.

In den letzten Jahren ist das Problembewußtsein bei den beteiligten Ärzten und medizinischen Institutionen gewachsen, und man bemüht sich, angemessen und nicht sklavisch mit den technischen Möglichkeiten umzugehen, Leben zu erhalten, ohne Sterben zu verlängern. Trotz der Grundeinstellung gibt es natürlich schwierige Ermessensentscheidungen im Einzelfall. Mancher Patient, den die Medizin aufgegeben hat, fand seinen individuellen Weg zum Leben zurück. Manches Sterben läßt sich trozt technischen Einsatzes nicht verhindern, obgleich alle Beteiligten dem Tod die Stirn bieten wollen.

Nach meiner Überzeugung hat der Arzt nicht das Recht, Richter über Leben und Tod zu spielen. Es gilt in jedem Falle, das Selbstbestimmungsrecht des betroffenen Menschen zu respektieren und alle Maßnahmen seinem erklärten oder mutmaßlichen Willen unterzuordnen.

Der Arzt beherrscht die medizinische Technik und er besitzt auch die persönliche Freiheit, sie so einzusetzen, daß sie dem Menschen dient und ihn nicht unterwirft.

Ist es die Aufgabe des Arztes, dem Sterbenden den Tod durch alle verfügbaren schmerzlindernden Medikamente leichter, erträglich zu machen?

Selbstverständlich ist es Aufgabe des Arztes, dem Sterbenden den Tod durch alle verfügbaren Mittel zu erleichtern. Heutzutage muß kein Mensch in Deutschland mehr mit körperlichen Schmerzen sterben. Die Medizin ist in der Lage, mit moderner Therapie Schmerzen weitestgehend zu beherrschen. Eine konsequente Behandlung kann mit einer biologischen Verkürzung des Lebens einhergehen. Auch in diesem Fall ist es notwendig, die Ermessensentscheidung mit dem Betroffenen zu besprechen, soweit dies geht. Ich selbst habe Patienten im Sterben begleitet, die trotz Schmerzen lieber bei wachem Bewußtsein einige Dinge noch klären wollten, als völlig schmerzfrei zu sein.

Die moderne Medizin hat viele Hilfsmöglichkeiten, um Sterben zu erleichtern und die Würde zu respektieren. Nicht die Medizin richtet sich gegen ein humanes Sterben, sondern der kritiklose oder beziehungslose Umgang mit der Medizin.

Wenn es um Leben und Tod, um das Sterben geht, kann man schwerlich Religion, Glauben und Gläubigkeit negieren, aus dem Spiel lassen. In keinem Ihrer Papiere finden sich diesbezügliche Hinweise. Wenn zum Praxis- und Klinikpersonal der Zukunft der Sozialarbeiter gehört, die Aerobic-Vortänzerin, wie steht es denn mit dem Pfarrer?

In Deutschland ist es selbstverständlich, daß der Pfarrer ins Krankenhaus kommt, wenn dies ein Patient wünscht. Die Klinikseelsorge ist Teil des Behandlungs- und Betreuungssystems Krankenhaus. Der respektvolle Umgang mit dem Glauben des betroffenen Patienten ist selbstverständlich Pflicht jeder medizinischen oder ärztlichen Betreuung.

Die Religion an sich ist aber ebensowenig Garant für Menschlichkeit und Würde wie die Medizin an sich. Auch hier liegt die Entscheidung beim betroffenen Menschen selbst. In einer Zeit, wo die Zahl der Pfarrer nicht zunimmt, die Zahl der Ärzte aber sehr wohl, wird auch an die Medizin die Anforderung herangetragen, spirituelle Dimensionen des Lebens wahrzunehmen und zu berücksichtigen.

Wenn es um Medikamente, um das Verordnen, den Umsatz von Arzneimitteln geht, befinden sich doch die Interessen und die Aufgaben der Pharmaunternehmen und der Ärzte auf unausweichlichem Kollisionskurs. Welche „dritte Partei" könnte denn in diesem Konflikt vermittelnd eingreifen, Lösungen anbieten?

Die Interessen und die Aufgaben der Pharmaunternehmen sind nicht identisch mit dem Auftrag der Ärzte. Wo die Pharmaindustrie möglichst viele Arzneimittel absetzen und möglichst hohe Gewinne erwirtschaften will, müssen Ärzte dafür sorgen, daß möglichst preiswert die pharmakotherapeutische Versorgung der Bevölkerung sichergestellt wird. Der Interessengegensatz ist im System vorhanden und kann nicht geleugnet werden. Aus diesem Grunde müssen die Ärzte insgesamt dazu beitragen, daß sie nicht für Umsatzziele oder Unternehmensziele der pharmazeutischen Industrie funktionalisiert werden. Die direkte Informationspolitik von Pharmaproduzenten über Pharmaberater, die den einzelnen Arzt in seiner Kassenarztpraxis aufsuchen, und über Fortbildungsmaßnahmen, die auch Haltungen und Einstellungen zur Pharmakotherapie generell prägen, sind Einflußsphären, in denen Unternehmensziele der Industrie die Aufgabe des Arztes überwuchern.

Ich plädiere daher für eine strikte Gewaltenteilung und eine Informations- und Kommunikationspolitik, die von der Ärzteschaft selbst in Selbstverwaltung erfolgt. Der direkte Kontakt zwischen pharmazeutischem Unternehmen und einzelnem Arzt sollte vermieden werden, da der einzelne Arzt nicht in der Lage ist, sich gegen parteiische Informationen oder Beeinflussungen hinreichend zu schützen. Die Ärzteschaft in einer Region sollte insgesamt mit den pharmazeutischen Unternehmen im Kontakt stehen und sich kolletiv dagegen immunisieren für Unternehmensziele mißbraucht zu werden.

VII.

17 000 AMIGOS DER PHARMAINDUSTRIE VERFÜHREN ÄRZTE – UND DIE PATIENTEN ZAHLEN DIE RECHNUNG

Wie viele Vertreter und Berater lassen die deutschen Arzneimittelhersteller auf die Ärzteschaft los?

Zur Zeit bearbeiten etwa 17 000 Arzneimittelberater die Kassenarztpraxen, in denen erfahrungsgemäß ein Arzneimittel das Mittel der Wahl bei der Patientenversorgung ist. Auf etwa vier Kassenärzte kommt ein Pharmaberater. Dieser breite und aufwendige Kommunikationsapparat ist effizient und effektiv. Im individuellen Kontakt zwischen Pharmaberater und Arzt eröffnet sich für die Arzneimittelproduzenten eine Beeeinflussungsebene, in die sonst niemand Einblick nehmen kann. Pharmareferenten haben in der Regel detaillierte Dossiers über Vorlieben, Gewohnheiten und Einstellungen ihrer Ärzte. Dies ermöglicht ihnen eine differenzierte Anpassung ihrer Werbestrategien. Da viele Kassenärzte alleine arbeiten, täglich ausschließlich mit Patienten-Sorgen und menschlichem Leid zu tun haben, ist für sie der kommunikative Austausch mit den Fachberatern der pharmazeutischen Industrie eine willkommene und wichtige Abwechslung. Der Pharmareferent erfüllt ein emotionales Bedürfnis für den Arzt in seiner vereinzelten Situation, und der Arzt freut sich, über Fachfragen und seine eigenen Sorgen diskutieren zu können. Dieses von der Industrie kultivierte emotionale „Amigo-System" zwischen Arzt und Pharmafirma wird von vielen Unternehmen durch eine breite Palette geldwerter Zuwendungen ergänzt. Die Präsente reichen vom Tennisschläger über Reisetaschen bis zum Kugelschreiber oder zur Küchenuhr. Dieses bestechende „Amigo-System" wird über die Arzneimittelpreise finanziert. Insgesamt fließen – wie bereits dargelegt – etwa fünf Milliarden DM in das differenzierte und umsatzorientierte Marketing der pharmazeutischen Industrie.

Wenn es um Geld geht – und es geht ja in diesem Fall um sehr viel Geld –, sind in der Regel Verführungen, Verführer und Verführte nicht fern. Arbeitet die Pharmaindustrie mit Bestechungen?

Es sind Fälle bekannt, wo die Industrie Ärzte direkt an der Verordnung teurer Arzneimittel beteiligt. Die Regel ist dies vermutlich nicht. Firmen mit besonders aggressivem Marketing arbeiten auch mit Kongreß-Reisen oder der Verknüpfung von Urlaub mit einer Pseudo-Fortbildungsveranstaltung. Es gibt viele Beispiele für solche Aktivitäten, die einmal das Ego des einzelnen Arztes pflegen und zum anderen die Arzneimittel-Gläubigkeit innerhalb der Ärzteschaft stärken. Sehr viel bedeutsamer als individuelle Bestechung ist die systemische Korruption der gesamten Gesundheitsversorgung.

Redet die Pharmaindustrie den Abnehmern Krankheiten ein, um Absatzmärkte zu schaffen?

Über gezielte Forschungsprojekte, Informationskampagnen und Fortbildungsmaßnahmen produziert die pharmazeutische Industrie ganze Definitionswelten, in denen alltägliche Probleme zur behandlungsbedürftigen Krankheit werden. Im Bereich der Psychopharmaka gibt es Beispiele, wo typische Einsamkeitssyndrome alter Menschen als Krankheitsbegriffe in der pharmazeutischen Werbung auftauchen. Die Einführung von Lipid-Senkern ging auch einher mit einer öffentlichen Problematisierung hoher Cholesterin-Werte. Wenn Norm-Abweichungen mit definierten Werten sich näher an die Normalität hin verschieben lassen und gleichzeitig die pharmakotherapeutische Beeinflussung der so definierten „Krankheit" propagiert wird, entstehen hier Scharen von neuen Patienten, die wegen eines laborchemischen Befundes ohne relevanten Krankheitswert arzneimittelbedürftig werden.

Jede Arzneimittelwerbung im Fernsehen zeigt, wie Alltagsprobleme im Leben zu medizinischen Phänomenen umdefiniert werden, die man mit Tabletten behandeln soll. Das Angebot produziert gleichzeitig die Nachfrage. Diese Situation ist in allen Wirtschaftssektoren gegeben, und die pharmezeutische Industrie ist so betrachtet kein besonders bösartiges oder gefährliches Feld. So selbstverständlich wie die Parole geprägt wird, jeder Haushalt braucht seinen Geschirrspüler, kommt die Aussage, jeder gestreße Arbeitnehmer braucht sein Beruhigungsmittel. Es ist so der pharmazeutischen Industrie gelungen, eine Reihe von Gesundheits-Kosmetika einzuführen und bekannt zu machen, die man wie ein Parfum benutzen kann, ohne daß der Gesundheitsstatus der Menschen wesentlich beeinflußt wird. Das Wohlbefinden kann jedoch, wie bei Duftwässerchen, auch steigen. Das Problem taucht erst dann auf, wenn solche Gesundheitskosmetika über Krankenschein und Rezept von der allgemeinen Solidargemeinschaft bezahlt werden müssen und die Menschen sinnlos Mittel schlucken, die unberechenbare Nebenwirkungen, wie Sucht oder Leberschäden, mit sich bringen.

Sie haben als Beispiel für mögliche Manipulationen Cholesterin-Daten angesprochen. Werden denn die international als gefährlich geltenden Werte des „bösen" Cholesterins gegen besseres medizinisches Wissen gehandelt?

Die Bedeutung der Cholesterin-Werte wurde lange Zeit überbewertet. Inzwischen differenziert die Medizin verschiedenartige Cholesterine und kann ihre Wichtigkeit für die Krankheitsentstehung bezeichnen. Nicht das Cholesterin für sich allein ist die Gefahr! Fettwerte ohne Berücksichtigung der allgemeinen Lebensumstände und Lebensweisen bezeichnen nur einen Teil möglicher Krankheitsbedrohung. Die medikamentöse Beeinflussung des Fettstoffwechsels wird von mir in Frage gestellt, solange nicht eine Umstellung der Ernährungsgewohnheiten ohne Tabletten als Weg der Wahl zu besseren Fettstoffwechselverhältnissen gegangen worden ist. Cholesterin-senkende Arzneimittel bei weiterhin unvernünftigen Ernährungsgewohnheiten sind die falsche Therapie, auch wenn es manchem Arzneimittelproduzenten ins Geschäft paßt.

Welche Rolle spielen die Krankenkassen und Versicherungen in diesem Pharma-Poker?

Die Krankenversicherungen sind in der Regel große bürokratische Verwaltungsapparate, die Geldströme ordnen und Finanzierungsverträge aushandeln. Ein inhaltliches Nachdenken über Sinn und Unsinn medizinischer Angebote oder ein Verhandeln um möglichst wirksame Institutionen und Behandlungsweisen im Gesundheitswesen gibt es viel zu wenig. Innovationsförderung für eine bessere Gesundheitsversorgung oder die Unterstützung von Reformmodellen zur besseren Patientenbetreuung findet kaum statt. Wie jede Bürokratie versteifen sich die Mitarbeiter der Krankenkassen auf das Althergebrachte und Gewohnte. Alles Neue und Außergewöhnliche wird bekämpft und unterdrückt. Diese innere Verkrustung der Krankenkassen ist ein wesentliches Hemmnis für die Reform der Gesundheitsversorgung.

Jahrzehntelang führten die Krankenkassen darüber hinaus einen Wettbewerb um möglichst billige Risiken. Gezielte Mitgliederwerbung diente dazu, Versicherte zu gewinnen, die aufgrund ihres sozialen Status oder ihrer allgemeinen Lebenssituation möglichst wenig Krankheitskosten verursachen. Diese Konkurrenz um billige Bürger führte zur inneren Entsolidarisierung der gesetzlichen Krankenversicherung in Deutschland. Die Allgemeinen Ortskrankenkassen sind gesetzlich verpflichtet, all diejenigen Mitglieder aufzunehmen, die keiner Ersatzkasse oder anderen Krankenversicherungen angehören. Daher sammelten sich bei den Allgemeinen Ortskrankenkassen besonders schlechte Risiken, Bevölkerungskreise mit einem bekanntermaßen höheren Krankheitsgrad als der Durchschnitt. Die AOK ist die einzig wahre Solidarkasse. Alle anderen Krankenkassen schöpfen Vorteile aus der unsolidarischen Spaltung von Versicherten in billige und teuere Bürgerinnen und Bürger.

Das Gesundheitsstrukturgesetz 1993 versucht jetzt, diesen Verrat an der Grundphilosophie einer solidarischen Krankenversicherung zu beheben. Künftig wird jeder Bundesbürger seine Krankenkasse frei wählen können. Die Wunsch-Kasse muß ihn aufnehmen. Die Risikounterschiede zwischen den einzelnen bestehenden Krankenkassen innerhalb der gesetzlichen Krankenversicherung werden durch einen Risiko-Struktur-Ausgleich abgedeckt, der allen Krankenkassen auf der Einnahmeseite gleiche Wettbewerbschancen gibt. Die kommende Wahlfreiheit bewegt jetzt aber bereits wieder einzelne Krankenkassen, ihre Werbestrategien entsolidarisierend zu verändern. Man überlegt, chronisch Kranke oder Behinderte gezielt zu benachteiligten und damit von einem Aufnahmewunsch in die betroffene Krankenkasse abzuhalten.

Wird die Zulassung neuer Medikamente in Deutschland laxer, weniger gründlich gehandhabt als im Ausland? Kann man in Deutschland Medikamente kaufen, die in den USA oder in Frankreich nicht zugelassen sind, weil sie nicht genügend erforscht oder gar gefährlich sind?

Die Zulassungsverfahren zum Arzneimittelmarkt sind von Land zu Land verschieden. Deutschland besitzt im internationalen Vergleich ein relativ großzügiges Zulassungsrecht. Auf dem deutschen Markt gibt es Arzneimittel, die in den USA oder in Frankreich nicht zugelassen sind. Im Ergebnis ist das Angebot auf dem deutschen Arzneimittelmarkt vielfältiger und breiter als auf anderen Märkten. Das Zulassungsrecht in Deutschland hat aber nicht zur Folge, daß hier ungenügend erforschte oder gefährliche Arzneimittel auf den Markt kommen.

Der in Deutschland überbordende Pharmamarkt beinhaltet im wesentlichen Gesundheitskosmetika und Substanzen, die ärztlich-medizinisch wenig Sinn machen. Die Arzneimittelzulassung kann nicht die Gefahren eines irrationalen Arzneimittelkonsums dämmen. Über die Zulassung wird nur entschieden, ob Arzneimittel formal korrekt produziert und ihr Einsatz unter Berücksichtigung von Wirkung und Nebenwirkung vertretbar ist. Die Zulassung zum Arzneimittelmarkt kann die Vernunft im Umgang mit den vorhandenen Arzneimitteln ebensowenig wie der Technische Überwachungsverein die vernünftige Fahrweise von Autofahrer sicherstellen. Der Arzt muß mit seiner Verordnung dafür sorgen, daß unnötige oder sinnlose Produkte nicht mehr konsumiert werden.

Unter der bereits erwähnten Überschrift „Handeln statt Schlucken" hat sich die von Ihnen geleitete Ärztekammer Berlin daran gemacht, die Verfilzung zwischen Pillendrehern und Pillenverschreibern aufzureißen, den Medikamentenkonsum zu drosseln, den Patienten in die Kampagne mit einzubeziehen. Wie schauen Ihre Vorschläge und Ihre Erfahrungen aus?

Die Ärztekammer Berlin hat ein umfassendes Gesamtkonzept zur Durchsetzung eines rationalen Arzneimittelkonsums bereits vor Jahren ausgearbeitet und auch der Öffentlichkeit vorgestellt. Das Programm umfaßte eine eigenständige Informationspolitik für die Ärzteschaft, um möglichst sinnvolle

Verordnungsweisen möglich zu machen. Dazu sollten alle modernen Kommunikationstechniken eingesetzt werden und auch das System der Pharmareferenten zugunsten eines unabhängigen Informationsnetzes mit Gesundheits- und Praxisberatern aufgegeben werden. Die damals vorgeschlagene Positivliste – als positive Empfehlung für das alltägliche Verschreiben – ist jetzt als Forderung vom letzten Deutschen Ärztetag beschlossen worden. Mindestens ebenso wichtig wie die bessere Informationspolitik für die verordnenden Ärzte ist die öffentliche Aufklärung für die konsumierende Bevölkerung. Das Konzept umfaßte Werbekampagnen für einen kritischen Arzneimittelkonsum und Aufklärungsmaßnahmen für Alternativen zum Arzneimittel. Geplant war die flächendeckende Bereitstellung von Bildungsangeboten und Kursen für gesundheitsförderliches Verhalten oder die Bewältigung von Gesundheitsstörungen ohne Tabletten.

Mit dem Einsatz von etwa 20 Millionen DM sollten Einsparungen in der Größenordnung von 200 Millionen DM möglich werden. Leider hat die Ärztekammer Berlin für dieses Konzept im Gesundheitswesen bis heute keine mutigen Bündnispartner gefunden. Die Krankenkassen von Berlin sind nicht bereit, sich an solchen Umorientierungsmaßnahmen aktiv zu beteiligen und die Finanzierung zu übernehmen. Da die Ärztekammer Berlin ihre Aktivitäten durch zusätzliche Steuern für die Berliner Ärzte über Beiträge allein finanzieren muß, ist sie nicht in der Lage, aus eigener Kraft das Projekt „Handeln statt Schlucken" durchzusetzen. Die Krankenversicherungen bezahlen lieber unnötige Arzneimittel als ein Programm zur Durchsetzung eines vernünftigen Arzneimittelgebrauches. Das ist bis heute leider Realität.

In Ihrem „Rahmenplan zur Sicherung und Strukturverbesserung der Gesundheitsversorgung in Deutschland" haben Sie in schönstem Amtsdeutsch die Einführung einer Krankenversicherungskarte gefordert. Ein Schritt auf dem Weg, den „gläsernen Patienten" zu schaffen?

Heute trägt jeder Krankenversicherte seinen Krankenschein zum Arzt. Der Krankenschein dient dabei wie eine Karteikarte zum Festhalten der ärztlich veranlaßten Leistung. Zu Zeiten moderner Kommunikationstechnologien ist die Einführung einer Krankenversicherungskarte vergleichbar einer Euro-Scheck-Karte rationeller und praktikabler. Statt eines Krankenscheines benutzt künftig der Patient seine Krankenversicherungskarte. Da der Patient die Verfügungsgewalt über seine Krankenversicherungskarte behält, sehe ich darin keine Gefahr für den „gläsernen Patienten". Gegen einen gläsernen Arzt für den jeweiligen Patienten ist nichts einzuwenden, da der Krankenversicherte letztlich der Nutzer ärztlicher Angebote ist und weitestgehend selbst bestimmten sollte, wie mit ihm umgegangen wird. Es ist durchaus denkbar, daß auf der Krankenversichertenkarte neben den Grunddaten für den Patienten auch Daten über Behandlungsmaßnahmen und Krankheiten aufgenommen werden. In diesem Falle kann auch geregelt werden, daß der Patient selbst entscheidet, in welchem Umfang Daten von einem behandelnden Arzt über die Chip-Karte abgerufen werden können.

Welche Vorteile hat der Patient durch diese Karte?

Der Vorteil für den Patienten liegt auf der Hand. Das EDV-gestützte Erfassungssystem für ärztlich durchgeführte Behandlungen erleichtert die Abrechnungsprozeduren und ermöglicht gleichzeitig technische Systeme, die dem Patienten unmittelbaren Einblick in die Dokumentation von Leistungen geben können. Die Karte ist der Schritt zu einem „gläsernen Krankenschein" für den Krankenversicherten.

Was bedeutet: „Kosten- und Leistungstransparenz", die Sie sich von der Einführung dieser Karte versprechen?

Ein modernes Krankenversicherungssystem sollte den einzelnen Patienten wissen lassen, welche Kosten die medizinische Behandlung verursacht hat. Gleichzeitig sollte er auch Bescheid darüber bekommen, welche Leistungen in Rechnung gestellt werden. Eine solche Transparenz der Finanzierungsverhältnisse in der Patientenversorgung halte ich für sinnvoll. Das jetzige System besitzt diese Transparenz nicht, so daß der einzelne Patient nicht weiß, was mit seinem Krankenschein geschieht, und welche Maßnahmen gegenüber der Krankenkasse abgerechnet werden.

Durch Einblick in diese „Karte" erhält der Arzt Auskunft über das gesamte „Vorleben" des Patienten; wann dieser bei welchem Arzt war und weshalb und mit welchem Erfolg, was er dafür bezahlt hat und was er zu zahlen in der Lage ist. Ist das nicht wie ein Stück von George Orwell?

Grundlegend für eine Arzt-Patient-Beziehung ist das Vertrauen. Ein Patient, der mit grundsätzlichem Mißtrauen zu einem Arzt geht und ihm bewußt Dinge verschweigt, die für das Verständnis seiner Beschwerden notwendig sind, spielt Versteck und hat letztlich nicht das Interesse Hilfe gegen die Krankheit zu erhalten. Es ist sogar lebenswichtig, daß ein Arzt klare Informationen darüber hat, welche Medikamente ein Patient bekommen hat und welche er gegenwärtig einnimmt. Ohne ein solches Wissen kann die Wirksamkeit und Notwendigkeit neuer therapeutischer Maßnahmen gar nicht beurteilt werden. Es ist bekannt, daß die Wechselwirkungen unterschiedlicher Arzneimittel auch tödliche Zwischenfälle produzieren können.

Gegenseitige Offenheit und Ehrlichkeit ist Voraussetzung für jede ärztliche Betreuung. Wenn ein Patient dazu nicht bereit ist, wird ärztliche Hilfe fragwürdig und aller Wahrscheinlichkeit nach auch nicht optimal erfolgen können. Ich verstehe nicht, warum es ein Stück von Georges Orwell sein soll, wenn ein Patient – soweit ihm möglich – die Wurzeln und Umstände seiner Erkrankung offenlegt. Die Daten auf einer Krankenversichertenkarte liegen in der Verfügungsgewalt des Versicherten, da er die Karte besitzt und selbst entscheidet, wem er sie gibt und unter welchen Umständen. Im Behandlungsvertrag mit dem Arzt kann auch geregelt werden, daß bestimmte Daten nicht abgerufen werden oder der Patient keinen vollen Einblick in die Information auf der Karte zuläßt. Dies alles ist genau das Gegenteil eines Überwachungsstaates. Zu diesem gehört eben, daß der einzelne keinerlei Zugriff auf die über ihn gespeicherten Daten besitzt.

Ich plädiere für eine technische Hilfe, die dem Patienten die volle Verfügungsgewalt über seine Daten übereignet. Ein solidarisches Versicherungssystem, daß dem einzelnen Bürger mit Mißtrauen begegnet, kann nicht funktionieren. Der Einsatz von EDV-gestützten Versicherungskarten für Kontroll- und Überwachungszwecke wäre ein völlig fehlgeleiteter Ansatz für eine Krankenversicherung, die sich dem Prinzip der Solidarität verpflichtet fühlt.

Alle Spieler im Gesundheitswesen haben mächtige Lobbys, Interessen-, Industrie-, Berufsverbände. Millionen – ja Milliarden – Werbe- und PR-Mittel stehen ihnen zur Verfügung. Nur die Masse der Patienten ist in diesem Hauen und Stechen um Piepen und Philosophien, Marktanteile und Medizinmanagement ungeschützt, hat keine Stimme. Oder erfüllen die Politiker ihre diesbezügliche Fürsorgepflicht?

Den Ärzten und Krankenschwestern im Gesundheitswesen stehen nicht Millionen für Public Relations zur Verfügung. Der Einfluß von Patienten auf die öffentlichen Medien ist nach meiner Überzeugung nicht schwächer als der Einfluß von Ärzten. Im System ist der eigentliche Interessensvertreter der Bürger und Patienten die Krankenversicherung.

Die Gemeinschaft aller Krankenversicherten müßte in der Lage sein, die Interessen des einzelnen Mitgliedes gegenüber den Anbietern medizinischer Dienstleistungen durchzusetzen. Und der Arzt selbst erfüllt in seinem Beruf auch einen öffentlichen Auftrag. Dies beinhaltet dann auch die Aufgabe, die Interessen der Patienten insgesamt zu berücksichtigen, und die richten sich auf eine möglichst preiswerte aber wirksame Gesundheitsversorgung.

Krankenkassen und Ärzte zusammen müssen endlich begreifen, daß es ihre gemeinsame Aufgabe ist, sparsam und haushälterisch mit den Mitteln der Versicherten umzugehen, und sie müssen ihr Verhalten daran orientieren, wie mit möglichst wenig materiellem Aufwand möglichst viel Gesundheit gefördert werden kann. Die Einstellung muß zugunsten eines Wettbewerbs um optimalen Mitteleinsatz und nicht einer Konkurrenz um möglichst lukrative Gewinne geändert werden.

Gemeinsame Aufgabenorientierung statt gruppenegoistische Pfründemaximierung heißt die Strategie für die ärztliche Selbstverwaltung und die Krankenkassen, wenn sie ihre Aufgabe ernst nehmen.

Thema: Apotheken. Ein Begriff, der in der Umgangssprache für hohe Preise, teuere Ware steht. Bleibt zuviel Geld bei den Apotheken hängen? Durch die Rezeptpflicht haben sie ja praktisch ein Monopol.

Es ist ein Problem, daß das Einkommen eines Apothekers vom Umsatz mit Arzneimitteln abhängig ist. Dies hat zur Folge, daß der akademisch gebildete Apotheker, ein Heilberuf, seine Kenntnisse und Fähigkeiten zu wenig dafür einsetzen kann, Bürgerinnen und Bürger zum sinnvollen Umgang mit Arzneien zu beraten. Es gibt in Deutschland sicherlich zu viele Apotheken, solange Apotheken Arzneimittelumschlagplätze sind und keinen konsequenten Beitrag zur Umsetzung eines vernünftigen Arzneimittelkonsums leisten. Auf 3,4 Kassenärzte kommt in den westdeutschen Ländern eine Apotheke.

Die Rezeptpflicht von Arzneimitteln ist eine Maßnahme, mit der eine mißbräuchliche Verwendung von Arzneien verhindert werden soll. Schließlich sind Arzneimittel für sich gefährliche Stoffe, die man nicht wie Zucker oder Salz bewerten kann. Es ist notwendig, die Funktion der Apotheken und Apotheker in der Gesundheitsversorgung neu zu bestimmen und diesen Einrichtungen eine Dienstleistungsrolle für Gesundheitsförderung und einen rationalen Arzneimittelkonsum zu geben. Arzneimittel aus dem Supermarkt dürften wenig dazu beitragen, daß die überbordende Schluckkultur in Deutschland abgebaut werden kann.

In einem Beitrag, überschrieben: „Gesundheitsreform mit Zukunft", haben Sie im Herbst 1992 als Gegner in der Auseinandersetzung um eine richtige Gesundheitspolitik die „Reformkräfte im System" auf der einen und die „Lobby der Begünstigten" auf der anderen Seite etikettiert. Zum besseren Verständnis für den normalen Bürger, den Patienten, für den ja wohl die ganze Schlacht geschlagen werden soll, der aber im Dickicht der medizinischen und behördlichen Geheimsprache längst die Übersicht verloren hat, um was es denn eigentlich geht; bitte nennen Sie mal „Ross und Reiter". Wer sind die Reformer und wer die Lobby? Wer will verändern, wer dirigiert, und wer nuckelt am Schnuller der Selbstzufriedenheit?

Überall im Gesundheitswesen gibt es couragierte Ärztinnen und Ärzte, engagierte Krankenpflegekräfte und andere Angehörige der Gesundheitsberufe, die mit einem hohen beruflichen Ethos und offenem Herzen für eine möglichst gute Gesundheitsversorgung kämpfen. Sie wollen die bestehenden Verhältnisse so reformieren, daß eine bessere Medizin ohne größere Kosten realisiert werden kann. Die meisten jungen Menschen sind auch nicht Ärzte geworden, um möglichst reich zu werden. Die Motivation zum Beruf resultiert aus dem Bedürfnis, in einer befriedigenden Tätigkeit eine sinnvolle Aufgabe zu erfüllen.

Natürlich gibt es im Gesundheitswesen auch Kräfte, die mit allen Methoden und Mitteln möglichst profitable Nischen ausschöpfen und Krankheit als Mittel zum Zweck des

Profits sehen. Die ökonomischen Anreize im bestehenden System begünstigen Institutionen und auch Ärzte, die seelenlos und rücksichtslos lukrativen Abrechnungsmöglichkeiten ausschöpfen. In der kassenärztlichen Praxis sind dies jene Ärzte, die Abrechnungsoptimierung wichtiger nehmen als optimale Patientenbetreuung und die mit gezielten Strategien Krankenscheine möglichst gewinnträchtig ausschlachten. Dies ist sicherlich eine Minderheit innerhalb der Kassenärzteschaft, dennoch gibt es unter den Standesfürsten immer noch eine Mehrheit dafür, das jetzige, fehlgeleitete System beizubehalten und solche lukrativen Pfründe und Privilegien zu verteidigen. Die innerärztlichen Reformer, die andere Verhältnisse wünschen, damit sie guten Gewissens weiter ärztlich tätig sein können, sind unter den Standesfunktionären noch in der Minderheit.

Im Gesundheitsstrukturgesetz 1993 haben die beteiligten Parteien Regeln eingeführt, die reformfeindliche Kräfte im Gesundheitswesen stärken und die reformbereiten, vornehmlich jüngeren Ärzte benachteiligen. Die Gesamtausgaben für gesundheitliche Dienste sind budgetiert. Die Ausgaben im Krankenhaus sind gedeckelt, die Ausgaben für Arzneien und Heilmittel und die Ausgaben für ambulante ärztliche Behandlung ebenfalls. Nun hat auf Wunsch der Kassenarztfunktionäre das Gesetz eine Zulassungsbegrenzung für Kassenärzte eingeführt, die für bereits niedergelassene Kassenärzte die alten und gewohnten „Jagdgründe" schützt. Die Zulassungsbegrenzung ist eine Verbeugung der Politik vor den Reservats-Interessen der kassenärztlichen Bundesvereinigung. Die jüngeren Ärzte im Krankenhaus können die dortigen Arbeitsmöglichkeiten nicht beliebig erweitern, da die Finanzierung für das Krankenhaus beschlossene Sache ist. Der Weg in die Niederlassung bleibt ihnen versperrt.

Ein Gesundheitsstrukturgesetz, das wirkliche Reformen unterstützen will, müßte die Ärztinnen und Ärzte fördern, die eine bessere Medizin ohne mehr Geld anstreben und die begriffen haben, daß ärztlich persönliche Zuwendung wichtiger ist als die Verordnung von Arzneimitteln oder der ständige

Einsatz diagnostischer Apparate ohne therapeutische Konsequenz. Doch genau diese Reformkräfte werden durch das Gesundheitsstrukturgesetz tendentiell ausgegrenzt.

Der Reformdruck für die ambulante kassenärztliche Versorgung wird bewußt gemildert. Dieser Bereich ist gleichzeitig der, wo besondere Reformen notwendig sind, denn die Bürgerinnen und Bürger erfahren tagtäglich in Kassenarztpraxen, daß mehr Zeit und mehr persönliche Zuwendung entsprechend ihren Bedürfnissen fehlt.

Was ist ein „Gedeckelter Honorartopf"?

Der Begriff „Gedeckelter Honorartopf" beschreibt die Situation des Honorierungssystems in der ambulanten ärztlichen Versorgung. Der Gesetzgeber hat festgesetzt – zuletzt mit dem Gesundheitsstrukturgesetz 1993 –, daß das Geld, das für die Honorierung der ambulanten ärztlichen Tätigkeit insgesamt zur Verfügung steht, begrenzt ist. Diese Mittel werden zwischen den Krankenkassen und der kassenärztlichen Vereinigung eines Landes festgesetzt. Mit diesem Gesamtbudget müssen die Ärzte auskommen. Dies ist der „Gedeckelte Honorartopf".

Die Schwierigkeit besteht nun darin, daß der einzelne Arzt für einzelne Leistungen ein spezielles Honorar erhält, und er in seiner Praxis möglichst viele in der Gebührenordnung definierte Leistungen erbringen will. Die Menge an erbrachten Leistungen nimmt zu, ohne daß die Menge des insgesamt verfügbaren Honorars steigt. Dies zwingt die kassenärztlichen Vereinigungen dazu, das Honorar für die einzelnen Leistungen so zu senken, wie die Leistungsausweitung zunimmt. Das Ganze gleicht einem Goldhamster-Syndrom: Um möglichst viel zu verdienen und die Praxisunkosten zu decken, bemüht sich der einzelne Arzt um möglichst viele Leistungen. Da dies jeder tut, nimmt die Anzahl insgesamt erbrachter Leistungen kontinuierlich zu. Das zu erzielende Honorar pro Leistung nimmt aber kontinuierlich ab. Die Wurzel dieses Unsinns ist die Art der Honorarverteilung. Wenn die kassenärztliche Vereinigung diese Ausschüttung an der Versorgungsaufgabe orientieren würde, würde sie ein anderes Honorierungs-System einführen. Ärztliche Leistung ist es heutzutage nicht mehr, möglichst viel medizinische Diagnostik und möglichst viel Pharmokothearpie zu produzieren, ärztliche Leistung heute muß ein möglichst hohes Maß an Gesundheit für die Menschen bewirken. Dies bedeutet, beispielsweise bei Altersgebrechen auf einen bewußten Verzicht auf Medizin hinzuwirken. Ein problemgerechtes und zeitgemäßes Honorarsystem würde die ärztliche Arbeitszeit und die Intensität der unmittelbaren persönlichen Zuwendung honorieren.

Was sind „Rote Karten" – und andere „Entgleisungen der Lobbyisten"?

In der Diskussion um das Gesundheitsstrukturgesetz gab es von Kassenarztfunktionären ausgehend den Versuch, die Patienten gegen den Gesundheitsminister, Horst Seehofer, zu mobilisieren. Die Aktion „Rote Karten" war eine gezielte Postkartenkampagne gegen den Gesundheitsmininster. In der Arztpraxis wurden die Patienten angehalten, „rote Karten" gegen den Minister zu unterschreiben: „Zeigen Sie dem Gesundheitsminister die ‚Rote Karte'!" Begründung und Argumentation dieser mißglückten Public Relations-Aktion waren derart scheinheilig, daß Politiker und sozial verantwortungsbewußte Standesfunktionäre die Aktion verurteilten.

Aus dem Zitatenschutz des Dr. Ellis Huber: „Die Bürger wünschen sich zu Recht eine andere Medizin und Ärzte, die Zeit haben, sich um ihre Sorgen und Nöte zu kümmern . . . Sie spüren den Bedarf an psychosozialer und unmittelbarer persönlicher Hilfe." Wo fängt denn die „unmittelbare persönliche Hilfe" an und wo hören die Aufgaben des Arztes, sich um „Sorgen und Nöte zu kümmern" auf? Erträumen Sie sich nicht eine Supermann-Kombination aus Arzt, Seelsor-

ger, Berufsberater, Sozialarbeiter, Rechtsanwalt, Freund und Psychiater?

Ein Arzt kann die Einsamkeit eines Patienten als Problem wahrnehmen und mit ihm darüber sprechen, ob es Möglichkeiten zur Bewältigung dieser Situation gibt. Er kann aber auch sagen: „Lieber Patient, dies ist alles nicht so schlimm, nehmen Sie hier dieses Beruhigungsmittel. Damit ist die Sache behoben." Der Arzt ist nicht in der Lage, das individuelle Leben zu verändern. Er sollte sich aber auch nicht dazu hergeben, individuelle Lebensprobleme durch Arzneimittel oder medizinische Diagnosen zu verbrämen und zu verdrängen. Eine überschuldete Familie kann bei der Mutter als Symptom Herzschmerzen produzieren. Ein ambulant tätiger Arzt muß heute auch wissen, daß es in solchen Fällen Beratungsmöglichkeiten gibt.

Ich wünsche mir also Ärzte, die viel bescheidener die Möglichkeiten der Medizin im Umgang mit psychosozialen Krisen bewerten und gleichzeitig die Bereitschaft aufbringen, andere Hilfen und Beratungsmöglichkeiten zu empfehlen. Der Arzt soll nicht zum Supermann werden, sondern mehr als heute fähig sein, mit anderen Berufsgruppen und psychosozialen Institutionen zusammenzuarbeiten.

Liefert die kassenärztliche Zulassung beziehungsweise ihre Verweigerung das Material zum Aufstellen von Schutzzäunen um die traditionellen Jagdreviere etablierter Ärzte?

Wenn der Gesetzgeber den heute in der kassenärztlichen Versorgung tätigen Ärzten über ihre Standesvertretungen das Recht an die Hand gibt, weitere Zulassungen von Ärzten zu verhindern, ist dies ein Schutzzaun der Besitzenden gegen die Ärztinnen und Ärzte, die mit ihren Kenntnissen und Fähigkeiten ambulante ärztliche Betreuung künftig betreiben wollen. Diese Reservats-Politik der Kassenärztlichen Bundesvereinigung verhindert, daß durch sinnvolle Reformen mehr Ärzte tätig werden können, ohne damit mehr Kosten zu produzieren. Ein irrationaler Arzneimittelkonsum ist nur dann abzubauen, wenn der einzelne Arzt sich sehr viel mehr Zeit für den einzelnen Patienten nehmen kann.

Ich plädiere dafür, mehr Ärzte unter einem anderen Honorarsystem einzusetzen und dafür überflüssige medizinische Diagnostik und Pharmakotherapie abzubauen. Ärztinnen und Ärzte, die eine solche Aufgabe ernst nehmen, finanzieren sich selbst, da sie mehr Mittel im Gesundheitswesen einsparen helfen, als ihre eigene Arbeitskraft kostet.

Das System der gesetzlichen Krankenversicherung – flankiert von privaten Krankenversicherungen – in der Bundesrepublik ist für viele Länder, nicht zuletzt die Vereinigten Staaten, unerreichtes Vorbild. Die gesundheitliche Sicherung unserer Bürger, die Struktur des Gesundheitswesens gehört zu den besten der Welt. Reformieren wir nicht nur des Reformierens willen? Machen wir einen gesunden Patienten nicht künstlich krank?

Es gibt überhaupt keinen Zweifel, das System der gesetzlichen Krankenversicherung in der Bundesrepublik Deutschland ist beispielhaft für viele andere Länder. Bisher ist es gelungen, mit diesem System ein hohes Maß an sozialem Frieden sicherzustellen und gleichzeitig allen Bundesbürgern einen hinreichenden Zugang zu medizinischer Versorgung zu bieten. Jedes Gesundheitswesen muß sich jedoch neuen Bedingungen und neuen Herausforderungen stellen und sich selbst erneuern. Dies gilt auch für das deutsche Gesundheitswesen. Die bisherigen Strukturen als „beste der Welt" zu verteidigen und die neuen Aufgaben nicht zu sehen, würde das deutsche System schnell zugrunde richten.

Leben beinhaltet die ständige Anpassung an neue Bedingungen. Die Reformfähigkeit von Organismen ist sozusagen die Grundlage ihres Lebens. Ein Gesundheitswesen ist ein systemischer Organismus, der sich selbst laufend reformieren muß, um nicht zu verkrusten und dem „Dinosaurier-Syndrom" zu verfallen. In den letzten Jahren und Jahrzehnten hat das Gesundheitswesen in Deutschland nicht genügend Erneuerungskraft aufgebracht, um den heutigen Herausforderungen gewachsen zu sein. Das System zeigt inzwischen deutliche und ernsthafte Krankheitssymptome, die den Gesundheitspolitiker zum Handeln veranlassen und gleichzeitig sein Handeln auch gegenüber der Bevölkerung rechtfertigen. Nach meiner Überzeugung wäre es Aufgabe der Ärzte, die von ihrer beruflichen Rolle her am meisten Verantwortung für die Gesundheitsversorgung tragen, die notwendigen Erneuerungsprozesse in Gang zu setzen und vorwärts zu treiben. Es geht darum, den Patienten Gesundheitswesen zu heilen und wieder ein gesundes Versorgungssystem zu erreichen.

Muß die akademische medizinische Ausbildung geändert, verbessert werden?

An amerikanischen Universitäten und vielen europäischen Ausbildungsstätten sind in den letzten Jahren reformierte Ausbildungsgänge für Ärzte entstanden. Diese internationale Entwicklung wird in Deutschland weitestgehend ignoriert. Bemühungen von Studenten und auch engagierten Hochschullehrern, eine praxisgerechte und inhaltlich reformierte Medizinerausbildung durchzusetzen, scheiterte bisher an konservativen Kräften in den medizinischen Fakultäten und an den Bürokraten in den Ministerien.

Die Mängel der Medizinerausbildung in Deutschland sind seit Jahren bekannt und vielfältig diskutiert worden:

Theorie und Praxis ärztlicher Tätigkeit werden weitestgehend voneinander getrennt und die theoretische Ausbildung ist mit einem Wust von Fakten belastet, die in der alltäglichen Patientenbetreuung praktisch keine Rolle spielen.

Eine Vielzahl medizinischer Fachdisziplinen verbindet ihr eigenes Lehrangebot jeweils mit strikter Abgrenzung gegenüber anderen Wissensbereichen. Trennendes wird betont und die notwendige Integration unterschiedlicher fachlicher Kompetenzen und Fähigkeiten kommt zu kurz.

Karriere an bundesdeutschen medizinischen Fakultäten machen Universitätslehrer durch Forschungsarbeiten und Veröffentlichungen in hochspezialisierten Fachzeitschriften; Problemlösungen im didaktischen Feld tragen nicht zur Karriere bei. Daher nehmen die meisten Hochschullehrer die Lehraufgaben weniger ernst als die spezialisierten Forschungsaufgaben. Große Vorlesungen, wo ein Dozent Hundert von Studenten frontal mit Wissen berieselt, sind die Regel. Angebote zum selbständigen Lernen und moderne didaktische Wissensvermittlung fehlen. Ein persönlicher Kontakt zwischen Lernenden und Lehrenden ist kaum möglich. Die Lehrmethoden an deutschen Universitäten sind völlig veraltet und hinken Jahrzehnte hinter dem internationalen Standard her.

Die psychosozialen Einflüsse auf Krankheiten werden im Studium weitestgehend ignoriert, Organmedizin überbetont und eine Wissenschaftlichkeit vertreten, die moderen Entwicklungen noch nicht mitbekommen hat. Alle Ansätze für Reformen, die zumeist von den Studierenden selbst ausgehen, werden von den Ordinarien abgewehrt, die einen Machtverlust befürchten und die Bequemlichkeit ihres Ordinarien-Daseins nicht aufgeben wollen.

Klar und eindeutig hat sich der Wissenschaftsrat in der Bundesrepublik Deutschland im Juli 1992 mit Leitlinien für eine drastische Neuordnung der Medizinerausbildung stark gemacht. Kaum waren die Vorschläge veröffentlicht, da organisierte sich auch der Widerstand aus den medizinischen Fakultäten gegen die Reform.

Eine Medizinerausbildung mit Sinn und Verstand muß Ärztinnen und Ärzte produzieren, die eigenverantwortlich und selbstständig handeln können und zur selbstkritischen Reflektion ebenso fähig sind wie zur kontinuierlichen Weiter- und Fortbildung im späteren Beruf. Das Studium muß angehende Ärztinnen und Ärzte lehren, ihren Patientinnen und Patienten aufmerksam zuzuhören, sie sorgfältig zu beobachten und ihnen kompetente Gesprächspartner und fachkundige Ärzte zu sein. Solche Ausbildung orientiert sich an den häufigen Krankheiten, Problemen und Aufgaben für den Arzt. Der Erwerb von Wissen, Fertigkeiten und Haltungen erfolgt in der engen Verknüpfung von Patientenkontakt und möglichst selbstständigem Lernen. Auf wissenschaftlicher Grundlage müssen präventive, kurative und rehabilitative Bewältigungswege im Krankheitsfall vermittelt und ein ganzheitliches Verständnis von Erkrankungen geschult werden.

Sind die Universitätsprofessoren, deren Einfluß auf die Qualität der medizinischen Profession nicht unterschätzt werden kann, Reformgedanken gegenüber aufgeschlossen?

Medizinische Professoren machen mit einer Medizin Karriere, die dem biomedizinischen Denken verpflichtet ist und mechanistische Weltbilder verbreitet. Grundlegende Reformen, die eine neue Orientierung medizinischen Denkens und Handelns durchsetzen wollen, finden bei der überwiegenden Mehrzahl medizinischer Professoren an den deutschen Universitäten keine Unterstützung. Die Reform der Universitäten muß daher durch die Politik gegen die vorhandenen medizinischen Fakultäten durchgesetzt werden.

Bilden wir genügend Ärzte aus?

Zur Zeit werden in Deutschland etwa doppelt so viele Ärzte neu ausgebildet, als jährlich diesen Beruf wieder verlassen. Wir bilden also mehr Ärzte aus, als der Ersatzbedarf innerhalb des ärztlichen Berufes nötig machte. Damit ist die Frage, ob zuviel Ärzte ausgebildet werden, nicht entschieden. Wir müssen die Frage stellen: Wieviel Ärzte braucht die Bevölkerung und wieviel Arzt braucht der einzelne Patient?

Die Rückmeldungen aus dem Gesundheitswesen durch Patienten zeigen einheitlich, daß mehr Ärzte nötig sind. Die Patienten wollen allerdings auch Ärzte, die ihre Zeit dafür nutzen, ihnen Vor- und Nachteile, Sinn- und Fragwürdigkeit medizinischer Angebote zu erklären und mehr personale Hilfe einbringen. Ärzte, die zuhören können, die sich Zeit nehmen und die fähig sind, unnötige medizinische Diagnostik zu unterlassen, werden nach wie vor zu wenig ausgebildet.

Der Arzt ist verpflichtet, sich fortzubilden. Auch der allmächtige Chefarzt muß regelmäßig auf die Schulbank. So sieht es zumindest auf dem Papier der Berufsordnung aus. Wie schaut es in der Praxis aus?

Eine Überprüfung der Fortbildung für Ärzte findet in der Praxis nicht statt. Die ärztliche Selbstverwaltung setzt auf freiwillige Fortbildung, und sie kann mit Recht darlegen, daß die überwiegende Mehrzahl der Ärzte regelmäßig Fortbildung wahrnimmt. Es ist jedoch ein Problem, daß Fortbildungsveranstaltungen oft auch Fremdinteressen unterliegen und nicht praxisrelevant genug Antworten auf die wirklichen Probleme in der ärztlichen Praxis liefern. Künftig wird das Gesundheitswesen für die ärztliche Berufsausübung tätigkeitsbegleitende Qualitätssicherung einführen, die eine kontinuierliche Qualifikation der ärztlichen Tätigkeit erreicht.

Der Ärztetag 1993 in Dresden hat solche Maßnahmen beschlossen. In der ärztlichen Selbstverwaltung ist das Bewußtsein vorhanden, solche Qualitätssicherung zu betreiben und die Verläßlichkeit ärztlichen Tuns zu überprüfen. Das ist bereits ein spürbarer Fortschritt.

Der Arzt, der sich viel Zeit für den kranken Menschen nimmt, Krankheitsursachen im Gespräch aufspüren will, patientenorientiert eine sinnvolle Therapie entwickelt, wird weniger Geld verdienen, von den Krankenkassen und Versi-

cherungen schlechter entlohnt als ein Kollege, der sich seines Maschinenparks und des unerschöpflichen Medizinschrankes bedient, der – dieses Wort erhält in diesem Zusammenhang eine obskure Bedeutung – medizinisch-technologischen Overkill ansteuert. Liegen in diesem Gefälle nicht viele Reform-Hunde begraben? Unterstützt das Honorar-System den qualitätsbewußten Arzt?

Es gibt in der Tat eine Art medizinisch-technologischen Overkill bei einer zunehmenden emotionalen Verarmung in der durchschnittlichen Kassenarztpraxis. Viele Ärzte leiden unter diesen Rahmenbedingungen. Sie möchten sie verändern und wieder stärker die ureigentlichen ärztlichen Fähigkeiten wie Aufgaben betonen. Das Reformproblem liegt gerade darin, eine solche Kultur-Reform mit den nötigen Strukturen zu unterstützen, die gute Ärzte belohnen und schlechte ökonomisch nicht begünstigen. Das heutige Honorarsystem muß grundlegend verändert werden und die Einzelleistungsorientierung gehört abgeschafft.

Welchen Stellenwert hat die Naturheilkunde in der zeitgemäßen medizinischen Versorgung?

Natürliche Heilweisen sind selbstverständlich Bestandteil jeder medizinischen Versorgung. Wo natürliche Heilweisen preiswerter und heilsamer wirken als schulmedizinische Praktiken, sollten diese auch der Schulmedizin vorgezogen werden. Natürliche Heilweisen und Schulmedizin sind jedoch kein Gegensatz, sie ergänzen sich gegenseitig. In der praktischen Versorgung werden von den meisten Ärzten natürliche Heilweisen eingesetzt. Gerade bei chronischen Krankheiten stößt die Schulmedizin an Grenzen. Natürliche Heilweisen sind oft besser geeignet, chronische Beschwerden zu lindern als eine symptomatische Pharmakotherapie, die letztlich auch nur eine Art Erfahrungsheilkunde darstellt.

In den USA hat die durch zunehmende Kunstfehler-Klagen der Patienten ausgelöste Kettenreaktion – Gerichtskosten – Entschädigungen – teuere Versicherungsverträge gegen Kunstfehler-Klagen – steigende Arzthonorare – steigende Versicherungsprämien – zur Kostenexplosion beigetragen. Nutznießer sind in erster Linie die Rechtsanwälte, Leidtragende letztlich 35 Millionen Amerikaner, die sich keine Krankenversicherung mehr leisten können. Wie können wir in Deutschland eine solche unglückselige Klage-Spirale vermeiden?

Der medizinisch-industrielle Komplex hat als Teil seiner Public Relations in der Öffentlichkeit den Glauben verankert, daß moderne Medizin fast unfehlbar gegen alle Krankheiten eine technische Lösung bereitstellen könne. Die Kranken selbst spüren aber am eigenen Leibe die Begrenztheit der modernen Medizin. Der Widerspruch zwischen Verlautbarung und Realität im ärztlichen Handeln vergrößert das Mißtrauen. Es gibt keinen Arzt, der nicht Fehler machen kann. Wenn im Dialog zwischen Ärzteschaft und Bevölkerung auf die Grenzen der Medizin und die Fehlerhaftigkeit ärztlicher Tätigkeit trotz gewissenhafter und sorgfältiger Berufsausübung nicht immer wieder hingewiesen wird, bildet sich das flächendeckende Mißtrauen gegenüber den Ärzten in steigenden juristischen Auseinandersetzungen aus. Das amerikanische System zeigt in aller Deutlichkeit, wohin diese Fehlentwicklung führt.

In Deutschland ist dieser Prozeß noch nicht so weit fortgeschritten, und es besteht Grund zur Annahme, daß es bei uns nie dazu kommen wird. Die Ärzteschaft und die Medizin müssen lernen, offen mit ihren Mängeln und ihren Fehlern umzugehen. Vertrauen braucht Ehrlichkeit und Zuverlässigkeit. Daher muß ärztliche Tätigkeit mit einer selbstverständlichen Qualitätssicherung einhergehen, die in einem Prozeß mögliche Fehlerquellen laufend ausschaltet und Fehler auch minimiert, ohne sie letztlich gänzlich ausschließen zu können. Die Problematik medizinischer Fehler läßt sich dann nicht auf individuelle

Auseinandersetzung zwischen dem einzelnen Arzt und dem einzelnen Patient reduzieren, wenn der Arzt nach bestem Wissen und Gewissen sich bemüht hat richtig zu handeln. Nur bei vorsätzlich fahrlässiger Handlungsweise ist der Arzt so haftbar wie andere Berufe auch. Ein Busfahrer, der wegen selbstverschuldeter Übermüdung einen Unfall verursacht, muß für dieses Versagen in unserem Rechtssystem haften. Für Fehler im Medizinsystem, die ohne fahrlässiges Verschulden von Ärzten vorkommen können, muß im System der gesetzlichen Krankenversicherungen eine Art zusätzlicher Hilfe und Wiedergutmachung bereitstehen. Ein offener Umgang mit der Fehlerhaftigkeit und die Bereitschaft, im Schadenfall Hilfe zu organisieren, ist die Gegenperspektive zur unglückseligen Spirale in Amerika.

Wann hat ein Patient das Recht, seinen Arzt zu verklagen?

Grundsätzlich hat ein Patient immer das Recht, seinen Arzt zu verklagen. Die Klage muß allerdings berechtigt sein. Hier ist es für die meisten Patienten schwierig, die Verhältnisse richtig zu beurteilen.

Die ärztliche Selbstverwaltung in Deutschland hat daher Schlichtungsstellen eingerichtet, an die sich Patienten wenden können, wenn sie den Verdacht auf einen Kunstfehler haben. Das Verfahren vor diesen Schlichtungsstellen ist für die Patienten völlig kostenlos. Auseinandersetzungen vor den Gerichten werden dadurch nicht verhindert. Das Schlichtungsverfahren ermöglicht vielmehr eine Beurteilung darüber, ob juristische Auseinandersetzungen überhaupt Aussicht auf Erfolg besitzen. Im Schlichtungsverfahren beurteilen medizinische Gutachter die Berechtigung einer Klage. Sie stellen auch medizinische Kunstfehler fest und eröffnen so den Weg zum Schadensausgleich.

Unabhängig von diesem System der Schlichtungsstellen hat jede Ärztekammer auch eine Beschwerdestelle, an die sich Patienten wenden können. Die Beschwerdestelle bemüht sich um Klärung der Sache und um einen Ausgleich zwischen Patient und Arzt. Die Berliner Ärztekammer hat dabei die Erfahrung gemacht, daß der überwiegende Teil von Beschwerden Ergebnis mißglückter Beziehungen zwischen Arzt und Patient sind. Die vorherrschende Beschwerde lautet: „Mein Arzt nimmt mich nicht ernst." Die Patientenbeschwerden sind so ein allgemeiner Spiegel für das Maß an Arroganz und Überheblichkeit innerhalb des ärztlichen Betreuungssystems. Aufgrund der Signale aus der Beschwerdestelle bemüht sich die Ärztekammer Berlin, über Öffentlichkeitsarbeit und Fortbildungsveranstaltungen die Sensibilität innerhalb der Ärzteschaft für einen guten Umgang mit den Patienten zu stärken.

Kann der Arzt das Risiko, eine falsche Diagnose zu stellen, ein falsches Medikament zu verschreiben, einen chirurgischen Fehlgriff zu tun, mindern?

Selbstverständlich. Bestandteil ärztlicher Tätigkeit ist es immer, Kenntnisse und Fähigkeiten zu verbessern und zu vervollkommnen. Um falsche Diagnosen, falsche Medizin oder unnötige Eingriffe zu vermeiden, muß in einer tätigkeitsbegleitenden Qualitätssicherung immer wieder gemeinsam darüber nachgedacht werden, was man besser machen kann. Man nennt solche institutionalisierte Nachdenklichkeit „Qualitätssicherungs-Zirkel". Qualitätssicherungsmaßnahmen dieser Art, systematische Lernprozesse, die die tagtägliche Arbeit qualifizieren, müssen noch mehr als bisher im Gesundheitswesen eingeführt werden.

Die Bereitschaft zur Selbstkritik und die ehrliche Diskussion über Mängel und Schwächen bei der medizinischen Arbeit sind ein Qualitätsmerkmal für ein gutes Gesundheitssystem und eine Hilfe für den verantwortungsbewußten Arzt. Meine medizinkritische Öffentlichkeitsarbeit und die selbstkritische Außendarstellung der Ärzteschaft wird daher von vielen ärztlichen Kolleginnen und Kollegen als Chance zur Veränderung und als Entlastung vor überzogenen Ansprüchen verstanden. Die Patienten selbst respektieren und achten selbstkriti sche Mediziner mehr als arrogante und selbstherrliche Weißkittel.

VIII.

KRANK IST IN DER REGEL IMMER EIN GANZER MENSCH – UND NICHT NUR EIN ORGAN

Selbst vorausgesetzt, daß der Arzt in seiner Praxis, durch Hausbesuche und durch Erfahrungen im Krankenhaus in der Lage ist, der Gesellschaft den sozialen Puls zu messen, seine eigene wirtschaftliche Entwicklung aber entfernt ihn immer weiter von der „Basis". Während er sich unaufhaltsam auf die oberen und obersten sozialen Schichten zubewegt (die meisten Medizinstudenten stammen ohnehin aus der sozialen Oberschicht), bleiben die meisten seiner Kunden in unteren und mittleren Einkommensschichten hängen. Belastet diese auseinanderklaffende soziale Schere die Wirksamkeit des Arztes? Die „Elite" trägt doch nicht nur Rolex und Armani, sondern auch oft soziale Scheuklappen.

Ein Arzt, der im Medizinstudium mechanistisches Denken vermittelt bekam und wenig von psychosomatischen und sozialmedizinischen Verhältnissen weiß, ist in der ärztlichen Praxis oft überfordert. Die organzentrierte Aus- und Weiterbildung und die technisch-therapeutische und medikamentenzentrierte Ausrichtung der Medizin helfen ihm wenig, wenn kranke Menschen mit ihren Sorgen und Nöten zu ihm kommen. Krank ist in der Regel immer ein ganzer Mensch und nicht nur ein Organ!

Etwa zwei Drittel der Bürgerinnen und Bürger, die eine Kassenarztpraxis aufsuchen, leiden, wie schon dargelegt, an nicht heilbaren, chronischen Krankheiten oder an psychosozialen Befindlichkeitsproblemen, die keinen organmedizinischen, sondern einen psychotherapeutischen und sozial motivierenden „Eingriff" brauchen.

Die organorientierte Zerteilung des Patienten mit seinen Problemen begünstigt die Ausweitung apparativer Diagnostik und symptomatischer Pharmakotherapie. Dies macht eine medizinische Versorgung extrem kostenintensiv. Hinzu kommt, daß im gegenwärtigen Honorierungssystem der Arzt belohnt wird, der unpersönliche Fließbandarbeit und symptombezogene Therapie praktiziert. Zuwendungsintensive Medizin und ursachenorientierte oder vorbeugende Behandlung von kranken Menschen wird im heutigen Honorarsystem bestraft. Die ökonomischen Anreize zwingen letztlich den einzelnen Arzt, profitorientiertes Abrechnen höher zu bewerten als problemgerechte Patientenversorgung. Im berechtigten Mißtrauen vieler Patienten gegenüber einer solchen unpersönlichen Medizin entstehen Anspruchshaltungen gegenüber Perfektion und Verläßlichkeit medizinischer Maßnahmen. Aus Mißtrauen geborene juristische Auseinandersetzungen führen zusätzlich zur defensiv-technischen Ausweitung von Diagnostik.

Richtig ist selbstverständlich auch, daß viele Ärztinnen und Ärzte vom Leben der einfachen Leute wenig Ahnung haben. Sie selbst gehören einer sozialen Oberschicht an und kennen nur selten die Verhältnisse in Fabriken, Dienstleistungsunternehmen oder die Not von arbeitslosen und armen Mitbürgern.

Im System der Gesundheitsversorgung in Deutschland steht der einzelne Arzt zwischen Ethik und Profit. Die zunehmend schwierigere Finanzierung von kassenärztlichen Praxen treiben den einzelnen Arzt auf die Seite lukrativer Ausschöpfungen aller Abrechnungsmöglichkeiten. Damit bleiben die ärztliche Haltung und die Ethik auf der Strecke.

Im Versorgungssystem insgesamt gehen die soziale Verantwortlichkeit und der soziale Blick verloren; das Ganze funktioniert wie eine schleichende Gehirnwäsche und versteinert die Herzlichkeit. Viele Ärztinnen und Ärzte leiden allerdings an dieser Zerstörung von humanistischen Idealen und menschlicher Qualitäten. Sie bemühen sich, eine bessere Medizin umzusetzen und sind dazu auch bereit, auf Einkünfte zu verzichten. Diese Ärztinnen und Ärzte unterstützen Reformbemühungen, die soziale Verantwortlichkeit und menschliche Zuwendung wieder zulassen. Bereits heute sind solche Ärztinnen und Ärzte in sozialer Verantwortung in der Überzahl innerhalb der Ärzteschaft. Es wird nur noch kurze Zeit dauern, bis auch die Standesfunktionäre begreifen, was Sache ist. Heute praktizieren diese mehrheitlich noch eine Standespolitik, die unfähig zur Kritik ein elitär-arrogantes Selbstverständnis vertritt, wo Mängel und Schwierigkeiten in der Gesundheitsversorgung völlig geleugnet werden. Patienten wie Ärzte, die ihren Beruf als menschliche Aufgabe begreifen, wissen genau, wo die Verhältnisse schiefliegen und welche Reformen umgesetzt werden müssen. Die Arroganz und Ignoranz innerhalb der Ärzteschaft gegenüber psychischen und sozialen Problemen und den Bedürfnissen von Patienten läßt nach, mehr und mehr Ärzte begreifen ihre soziale Pflicht und Aufgabe. Dies macht Hoffnung!

Den Satz „Krank ist in der Regel immer ein ganzer Mensch und nicht nur ein Organ!", das müssen Sie bitte erklären. Woran leidet denn zum Beispiel ein Mensch, wenn er sich beim Skifahren ein Bein gebrochen hat, noch?

Sie müssen ihn fragen. Einige Skifahrer mit repariertem Bein werden sagen: „Ich fühle mich gar nicht krank; ich bin froh, endlich Zeit zum Lesen meiner Bücher zu haben. Kein Problem." Dagegen sagen andere: „Es ist nicht mein Bein; aber wer macht meine Arbeit zu Hause. Und daß meine Frau nicht zu Besuch kommen kann, tut richtig weh."

Das gebrochene Bein ist ein Defekt, der kunstgerecht repariert werden muß. Dennoch ist die Frage erlaubt, warum es zum Unfall bei diesem Menschen jetzt und in dieser Situation kam. Es darf auch gefragt werden, ob das gebrochene Bein nicht zusätzlich krank und beeinträchtigt, der Beinbruch also nur Teil einer Gesamtbetrachtung ist. Ein rücksichtsloser Draufgänger und aggressiver Angeber bricht sich möglicherweise auch schneller ein Bein als ein vorsichtiger und bedächtiger Mensch.

Ist die Arzneimittelreklame schönfärberisch?

Reklame und Werbung sind immer schönfärberisch. Dies liegt in der Natur der Sache. Der Arzneimittelproduzent will mit seiner Werbekampagne Produkte absetzen, und jede kritische Information würde dieses Ziel beeinträchtigen.

Da Arzneimittel immer Wirkungen und Nebenwirkungen besitzen, sind sie anders zu bewerten als Blumenvasen, Tapeten oder Möbelstücke. Arzneimittel-Reklame ist fragwürdig und heute in der Regel für eine vernünftige Gesundheitsversorgung nicht brauchbar. Man sollte Arzneimittelwerbung gesetzlich unterbinden.

Haben die Ärzte wirklich Zeit, alle neu auf den Markt kommenden Medikamente genau zu studieren oder verlassen sie sich auf das Wort der Industrie? Und wenn ja, kann man dem Wort der Industrie hundertprozentig vertrauen?

Die pharmakologische Ausbildung von Ärzten reicht nicht aus, um den Einsatz von pharmazeutischen Produkten in der Krankenversorgung verläßlich beurteilen zu können. Informationen der produzierenden Industrie sind nie objektiv. Sie dienen ja auch dazu, das zu verkaufende Produkt abzusetzen.

Pharmareferenten werden beispielsweise schauspielerisch geschult, damit sie ihre Informationen auch suggestiv und glaubwürdig scheinend an den Arzt bringen. Wie gesagt, der Interessengegensatz zwischen Arzneimittelindustrie, die verkaufen will, und praktizierendem Arzt, der rational Arzneimittel verwenden soll, ist nicht wegzuleugnen. Dem Wort der Industrie kann man nicht hundertprozentig glauben, ihre Aussagen müssen kritisch und unabhängig hinterfragt werden.

Inzwischen wird auch mit Begriffen wie alternative Methode oder naturheilkundliches Präparat Schindluder getrieben. In der heutigen Zeit ist es Aufgabe des einzelnen Arztes und der Ärzteschaft insgesamt geworden, offen und ehrlich die Nebenwirkungen und Grenzen von Tabletten und ihre Wirkung darzulegen und auch Alternativen zur Pharmakotherapie zu vermitteln.

Der Arzt leidet genauso an psychosozialen Zwängen wie seine Patienten. Er könnte sich aber selbst helfen, wenn er sich vom Anspruch zusätzlich Seelenhirt und Sozialarbeiter, Berufsberater und Beichtvater zu sein, befreien würde. Hätten wir da nicht gesündere, glücklichere Ärzte?

Mehr Offenheit und Ehrlichkeit im Umgang mit den Patienten ist in der heutigen Krankenversorgung unverzichtbar. Der Arzt ist selbstverständlich nicht in der Lage, Probleme am Arbeitsplatz, in der Beziehung oder in der Gesellschaft für den Patienten zu lösen. Er sollte jedoch aus den Zusammenhängen keinen Hehl machen und so den Patienten die Chance lassen, durch eigenes Handeln Veränderungen durchzusetzen. Krankmachende Lebensverhältnisse mit Tabletten zu bekämpfen, bedeutet oft, die unzumutbare Situation zu schlucken. Handeln statt Schlucken ist die Devise einer modernen Medizin, die Hilfe zur Selbsthilfe vermitteln will und die Autonomie des Patienten in das Zentrum ihres Denkens und Handelns stellt.

Natürlich kann der Arzt nicht gleichzeitig auch Seelenhirte, Sozialarbeiter, Berufsberater und Lebensbegleiter sein. Der Anspruch von Arzt wie Patient, möglichst allkompetent und allzuständig Leiden und Schmerz im Leben zu bekämpfen, führt in die Sackgasse. Der Arzt wird unglücklich, weil er diesem Anspruch nicht genügen kann, der Patient ist unzufrieden, weil er symptomatische, verbrämende Hilfe bekommt.

Gesundheitsversorgung in der heutigen Zeit benötigt das Zusammenwirken unterschiedlicher Berufsgruppen und fachlich kompetenter Menschen. Der Arzt muß auch lernen, mit Sozialarbeitern, Psychologen, Berufsberatern oder auch Pfarrern zusammenzuarbeiten. Problemlösung bei den heutigen Krankheitsproblemen setzt die Fähigkeit zur Team-Hilfe voraus. Der Arzt selbst wird glücklicher und zufriedener werden, wenn er seine Möglichkeiten bescheidener darstellt und seine Grenzen gegenüber den Patienten und der Bevölkerung offenlegt.

Gibt es unter den Ärzten einen sinnlosen Wettbewerb um technische Ausrüstungen? Motto: Wer mehr Spielzeug hat, hat mehr Spaß? Sind Maschinen inzwischen Prestige-Objekte, Statussymbole, wie der BMW oder das Ferienhaus auf Sylt?

Das Verhältnis zwischen Technologie und Pflege, Glaube an die Technik und Vertauen in die menschliche Kraft stimmt in der heutigen Gesundheitsversorgung nicht mehr. Die Überbetonung apparativer Diagnostik in der ambulanten ärztlichen Versorgung durch das Honorarsystem verleitet zu einem sinnlosen und gefährlichen Wettbewerb um prestigeträchtige diagnostische Apparaturen. Die Geräte müssen sich amortisieren, und in diesem System wird es dann zur scheinheiligen

Selbstverständlichkeit, daß Diagnosegeräte ohne Notwendigkeit eingesetzt werden: „Herr Doktor, können Sie nicht einmal wieder ein EKG machen. Das hat mir beim letzten Mal so gutgetan", fragt die Patientin. Der Arzt macht das EKG und noch eine sonographische Untersuchung. Er nutzt die Placebo-Wirkung der apparativen Zuwendung. Der Einsatz medizinischer Technik wird zum heilenden Ritual, durchaus wirksam, aber völlig überteuert. Solche Heilrituale mit High Tech Apparaturen sind so sinnvoll wie sanftes Handauflegen oder der Einsatz von Pendeln und Weihrauch. Das Letztere käme der Gesundheitsversorgung allerdings wesentlich billiger.

Was sind die heute vorherrschenden Gesundheitsprobleme?

Chronische Krankheiten mit dadurch verursachten Behinderungen stehen im Vordergrund der ambulanten Gesundheitsversorgung. Der Umgang mit normalen Altersgebrechen beschäftigt Ärzte in kassenärztlichen Praxen am meisten. Hinzu kommen vielfältige psychosoziale Befindlichkeitsstörungen, die allgemeine Lebenskonflikte widerspiegeln, oft diffuse Schmerzzustände, die nicht eindeutig einer körperlichen Ursache zuzuordnen sind. Eine Art kontaktreiche Beziehungslosigkeit kränkt die jüngeren Patientinnen und Patienten, die Einsamkeit und fehlende soziale Kontakte führen ältere Menschen dazu, in der Krankheit und der Beschäftigung mit Krankheit Lebensinhalt und Lebenssinn zu finden.

Mit 75 Jahren hat jeder Mensch völlig normale körperliche Gebrechen, die im alltäglichen Leben beeinträchtigen, aber nicht unglücklich machen müssen. Es ist normal, bei körperlicher Anstrengung etwas Luftnot zu bekommen, normal, eine Brille zu tragen, normal, wenn ab und zu die Gelenke knacken und sich hier und da ein Zipperlein bemerkbar macht. Es ist auch normal, kurz zu schlafen und ab und zu etwas zu vergessen oder sich zu wiederholen. Normal ist es, wenn der Kreislauf mal Schwierigkeiten bereitet, das Herz stolpert und ein leichtfüßiger Gang wie in jüngeren Jahren nicht mehr möglich ist. Alte Menschen mit solchen normalen Beschwerden können dennoch zufrieden mit sich und mit ihrer Umwelt im reinen sein und trotz einiger Handicaps tüchtig und fröhlich ihr Leben genießen.

Wehe aber, wenn ein solcher alter Herr oder eine solche alte Dame einem modernen Mediziner in die Fänge gerät. Es ist ein Leichtes, mit vielen lateinischen Diagnosen das Gefühl von Krankheit und Leid zu produzieren. Als Arthrose bezeichnet man die knackenden Gelenke, als Extrasystole dramatisiert werden die Herzstolper, als Herzinsuffizienz die Schwierigkeiten beim Treppensteigen. Die Weitsichtigkeit hat lateinische Namen, Gedächtnisstörungen werden mit Arteriosklerose und Durchblutungsstörungen erklärt, Veränderungen der Haut lassen sich als Pigmentstörung bezeichnen, Cholesterinwerte zur bösen Krankheit stilisieren. Für die meisten Altersbeschwerden gibt es Pillen, Salben, physikalische Verordnungen und jede Menge technisches Gerät zur differenzierten Untersuchung und Überwachung. Menschen über 65 Jahre sind nach dem Selbstverständnis der technischen Medizin eben krank oder nicht gründlich genug untersucht.

Die tagtäglich stattfindende akribische Suche nach Normabweichungen und die medizinische Diagnostik von Alterserscheinungen verursacht Kosten und macht altersgerecht gesunde Menschen zu chronisch Kranken, die kontinuierlicher medizinischer Behandlung und Kontrolle bedürfen. Viele alte Menschen passen heute ihre Gemütslage den jeweiligen ärztlichen Besuchen und Diagnosen an. Den ganzen Tag über beschäftigen sie sich mit ihren Krankheiten, und wenn sie einen anderen Menschen treffen, wird stundenlang über Ärzte, Diagnosen und Medizin gesprochen. Für viele begrenzen sich die sozialen Kontakte auf die behandelnden Ärzte und das Praxispersonal. So gehen dann Rentnerinnen und Rentner montags zum Internisten, dienstags zum Urologen oder Gynäkologen, mittwochs zum Augenarzt, donnerstags zum Hautarzt und am Freitag noch zu einem Spezialisten, der endokrinologisch, kardiologisch oder rheumatologisch besonders versiert ist.

Die niedergelassenen Ärzte verdienen nur, wenn sie Krankheiten behandeln und Menschen mit Krankheiten zu ihnen kommen. So müssen Diagnosen produziert und Patienten letztlich ohne ärztlich zwingenden Grund immer wieder zu neuen Terminen einbestellt werden. Selbstverständlich legt man die Termine auch so, daß mindestens einmal im Quartal ein Arzt-Patienten-Kontakt sichergestellt ist.

Die Menschen sind allein, fühlen sich krank oder fliehen in die Krankheit. Doch ihren Hilfeschrei gegenüber ihrer bodenlosen und entwürdigenden sozialen Lage versteht der Mediziner nicht. Die Ärzte als Kleinunternehmer vertrösten die betroffenen Menschen mit Pillen und apparativer Diagnostik. Das Rezept dient als zeitsparender Kontaktvermeider zur Optimierung des Patientendurchlaufs in der Praxis.

So wie Altersgebrechen ihrer Normalität entkleidet zu medizinischer Behandlungsbedürftigkeit umdefiniert werden können, sind auch psychosoziale Befindlichkeitsstörungen und Symptome des Unwohlseins bei jüngeren Menschen ein dankbares medizinisches Betreuungsobjekt. Behandlungsbedürftigkeit wird mit Arzneimittelbedürftigkeit gleichgesetzt und eine Lebenskrise, die Kopfzerbrechen bereitet oder auf den Magen schlägt, leicht zur dauernden Behandlungsbedürftigkeit. Dies mit noch viel größerer Sicherheit, wenn das Lebensproblem nicht angesprochen wird und der betroffene Patient alles schluckt, was die Medizin ihm empfiehlt.

Die Kostenexplosion im Gesundheitswesen ist eine Folge der aggressiven Medikalisierung des Lebens mit seinen Problemen. Zu Schlucken statt zu Handeln hilft den Menschen wenig, der Profit-Medizin aber viel. Diese stabilisiert ihre unverzichtbare Bedeutung in den Köpfen der Menschen und perfektioniert das Geschäft mit der Krankheit.

Aufklärung der Öffentlichkeit – zum Beispiel über die Früherkennung von Gebärmutterkrebs – ist eine gemeinsame Aufgabe der Ärzteschaft, der Medien und des Staates. Ist

dieses Räderwerk optimal ineinandergefügt oder ist da Sand im Getriebe?

Im Umgang mit Gesundheitsproblemen oder drohender Krankheit müssen individuelle Unterrichtungen mit öffentlicher Aufklärung einhergehen. Es fehlt im allgemeinen Bildungssystem ein Fach Gesundheit, so selbstverständlich wie das Fach Deutsch oder Mathematik. Kampagnen in den öffentlichen Medien betreiben die Produzenten von Arzneimitteln mehr als die Ärzteschaft oder die Krankenkassen. Ein vernünftiges und den öffentlichen Interessen dienendes Informations- und Aufklärungssystem für die Bevölkerung existiert bis heute nicht.

Staat, Ärzteschaft und Krankenversicherungen haben das Zeitalter der Kommunikationsgesellschaft noch nicht wahrgenommen und überlassen das Feld öffentlicher Bewußtmachung viel zu sehr den Produzenten von Arzneimitteln oder auch der Raucher-Industrie. Frohsinn, Jugendlichkeit und Wohlbefinden werden mit Rauchen und Konsum gleichgesetzt und weniger mit gesundheitsgerechtem Leben.

Müßten Printmedien und Fernsehen Anzeigen und Dokumentationen im Rahmen der Aufklärung der Öffentlichkeit nicht eigentlich kostenlos veröffentlichen oder ausstrahlen?

Ein ausreichender Bildungs- und Kenntnisstand der Bevölkerung in Gesundheitsfragen oder im Umgang mit Krankheiten benötigt kontinuierliche Öffentlichkeitsarbeit mit allen dafür verfügbaren Medien. Es ist selbstverständlich, daß öffentlich-rechtliche Rundfunkanstalten und öffentlich geförderte Printmedien die soziale Aufgabe der Gesundheitsförderung kostenlos unterstützen müßten.

Eine effektive und effiziente öffentliche Aufklärungspolitik zur Abwehr von Gesundheitsgefahren und zum Umgang mit Krankheiten ist als öffentliche Aufgabe bisher nicht hinreichend erkannt. Hier müssen neue gesetzliche Rahmenbedingungen geschaffen werden. Bei Krankenkassen, Ärzten und Politikern muß ein Bewußtsein entwickelt werden, das den mündigen Bürger auch in diesem Bereich ernst nimmt und das die öffentliche Aufgabe der Gesundheitsbildung in praktisches Handeln umsetzt.

Medizinische Bildung der Bevölkerung . . . Könnten Sie sich einen von der Ärzteschaft gestalteten Gesundheits-Fernsehkanal vorstellen?

Ärzte in sozialer Verantwortung sehen nicht nur ihre Aufgabe der individuellen Hilfe im Krankheitsfall, sondern auch ihre Verantwortung für die Strukturen und Denkweisen in der Gesundheitsversorgung. In der heutigen Zeit wo kommunikative Störungen eine wesentliche Wurzel für Krankheiten darstellen, müssen auch moderne Kommunikationstechniken der Förderung der Gesundheit dienen.

Ein Gesundheits-Fernsehen in der Verantwortung der Ärzteschaft ist sinnvoll, wenn es nicht dazu mißbraucht wird, Werbung für sinnlose medizinische Dienstleistungen zu produzieren. Der Beziehung zwischen Arzt und Patient entspricht eine Beziehung zwischen Ärzteschaft und Bevölkerung. Aufgabe der Ärzteschaft insgesamt ist es dabei, im ständigen Dialog mit der Bevölkerung das Gesundheitswesen den Bedürfnissen der Menschen anzupassen und eine bürgerorientierte Erneuerung durchzusetzen. Gesundheits-Fernsehen könnte allerdings die Ärzteschaft nicht ohne professionelle Hilfe von Medien-Fachleuten und Journalisten machen. Ich kann mir gut vorstellen, daß Ärzte im Team mit Kommunikations-Profis eine wirksame Gesundheitsbildung für die Bevölkerung im Rahmen der öffentlichen Medien liefern.

Warum haben die Amerikaner mit ihrer Anti-Rauch Kampagne soviel mehr Erfolg als wir hier in Deutschland? Fehlt die

Solidarität – wie zum Beispiel die Mithilfe der Fluggesellschaften, die das Rauchen auf allen nationalen Strecken untersagen könnten?

Mit vergleichbarer Konsequenz wie in Amerika finden in Deutschland Anti-Rauch-Kampagnen noch nicht statt. Gesetzgebung und Kooperationsbereitschaft öffentlicher Unternehmen oder privater Firmen sind noch nicht so ausgeprägt wie in anderen Ländern. Allerdings muß gesehen werden, daß auch in Amerika die gesundheitsförderlichen Kampagnen vornehmlich Oberschichten und den gut situierten Mittelstand erreichen. Die armen Bevölkerungskreise zeigen kaum bis gar nicht eine veränderte Einstellung und Haltung gegenüber Suchtstoffen. Dies drückt sich in Amerika auch dadurch aus, daß Unterschichten und gesellschaftlich am Rande stehende Bevölkerungsgruppen eine weitaus geringere Lebenserwartung besitzen als die durchschnittliche Bevölkerung. Ein Kampf gegen das Rauchen bleibt immer unvollkommen, solange er nicht mit einem Kampf für soziale Gerechtigkeit und gesellschaftliche Integration verknüpft wird.

Wenn es je eine tödliche Epidemie gegeben hat, deren Ursprung fast ausschließlich in sozialen Verhaltensformen zu finden ist, dann ist das die AIDS-Seuche. Und hier wäre die Aufklärungsmission der Ärzte doch ganz einfach: Sie müßten Dorgenmißbrauch und Homosexualität ins Visier nehmen, über anormale Verhaltensformen medizinisch aufklären. Sind die Ausgabe von sauberen Injektionsspritzen und Vorschläge, wie Safer Sex zu praktizieren ist, nicht oberflächliche Symptom-Pfuschereien? Ist in diesem Fall die katholische Kirche nicht mutiger als die liberale Ärzteschaft, die sich hinter dem Feigenblatt ‚pragmatisch zu handeln' versteckt?

Die Entstehung und Ausbreitung von AIDS-Krankheiten hat sehr viel mehr mit den sozialen Verhältnissen zu tun, als allgemein bewußt ist. AIDS ist eine der am einfachsten bekämpfbaren Infektionskrankheiten. Die Übertragung und Ausbreitung der Krankheit erfolgt über Sexualkontakt, Spritzentausch und Bluttransfusionen.

Wie bei allen Seuchen, die die Menschheit historisch durchlebt hat, ist eine vollständige Ausrottung der Krankheit in der Regel nicht zu erreichen. Selbst bei Krankheiten, gegen die Schutzimpfungen zur Verfügung stehen, gelingt eine völlige Ausschaltung der Krankheit selten. Volksseuchen sind immer auch Krankheiten der Armut. Die Tuberkulose nimmt in armen Bevölkerungsschichten zu, Infektionsrisiken sind bei einer schlechten körperlichen Verfassung immer höher.

Öffentliche Aufklärung gegen Infektionsgefahren kann nur erfolgreich sein, wenn tabufrei und offen aufgeklärt wird. Drogenmißbrauch läßt sich ebensowenig gänzlich verhindern wie promiske Sexualität. Die Katholische Kirche ist dabei nicht mutiger als die liberale Ärzteschaft. Im Gegenteil: Ihre Tabuisierung von Drogenabhängigkeit und Sexualität führt gerade dazu, daß über die Gefahren nicht offen gesprochen und Prävention nicht aktiv vermittelt werden kann. Homosexualität ist beispielsweise weder Sünde noch Krankheit, sie ist eine normale Lebensweise von Menschen.

Saubere Injektionsspritzen, für Süchtige einfach zugänglich, und die Vermittlung von Safer Sex-Praktiken sind sinnvolle und notwendige Wege zur Vermeidung von unnötigen AIDS-Erkrankungen.

Pragmatisch und nicht unumstritten ist Ihre persönliche Einstellung, wenn es um die Freigabe von Haschisch und Marihuana geht. Sie sind für legalen Zugang zu diesen Drogen. Was schreiben Sie Ihren Kritikern ins weltanschauliche Tagebuch?

Ich bin für gesellschaftliche Verhältnisse, die einen möglichst vernünftigen Umgang mit Drogen und Suchtstoffen begünstigen. Die mit Abstand bedeutsamste Suchtkrankheit ist der Alkoholismus. Die Nikotinsucht kostet die meisten vermeidbaren Todesopfer in unseren Bevölkerungen. Auch die Tablettensucht ist wesentlich schwerwiegender als die Abhängigkeit von harten Drogen.

Alkoholverbot hat die Alkoholsucht nie verhindert, sondern eher verstärkt. Die heute vorherrschende Trennung von legalen und illegalen Drogen ist soziokulturell und politisch scheinheilig. Die allgemeine Süchtigkeit in der Bevölkerung wird auf wenige exemplarische Suchtstoffe projiziert, die dann durch Kriminalisierung und polizeiliche oder strafrechtliche Bekämpfung angegangen werden. Der Bürger verdrängt seine alltägliche Suchtgefahr durch eine aggressive Verfolgung der Abhängigen von illegalen Suchtstoffen.

Die Barrieren von Polizei, Gefängnissen und Staatsanwalt haben die Abhängigkeit von illegalen Drogen in der Bevölkerung nicht eindämmen können. Ein heiliger Krieg gegen die Drogen verhinderte bisher auch nicht, daß die Drogen-Mafia weltweit Geschäfte macht und ihre Mittelsmänner bis in Regierungskreise schleust. Die Verfolgung der Süchtigen hat in keiner Weise das Geschäft mit der Sucht verkleinert.

Ich bin für einen pragmatischen und offenen Weg im Kampf gegen die Drogen. Sucht ist eine Krankheit und der Alkohol-Kranke bedarf derselben Hilfe wie der Heroin-Kranke. Ein freier, gesellschaftlicher begünstigter Zugang zu gesundheitsgefährlichen und lebenszerstörenden Suchtstoffen ist nicht sinnvoll. Im allgemeinen sozialen Leben sollten Zugangsbarrieren gegenüber Suchtgefahren möglichst wirksam und möglichst konsequent errichtet sein. Ich bin aber der Überzeugung, daß die Barrieren Polizei und Gefängnis nicht wirksamer sind als die Barrieren menschliche Auseinandersetzung und fachtherapeutische Hilfe. Fehlende Lebensperspektiven, emotionale Verarmung und soziale Ausgrenzung sind für Jugendliche die primäre „Einstiegsdroge". Neugierde und der Reiz des Verbotenen kommen bei illegalen Drogen noch dazu. Ein Jugendlicher, der Haschisch raucht, ist bedroht. Zunächst von sozialer Desintegration, dann von zunehmender sozialer Verwahrlosung und Lethargie, von apathischer Selbstaufgabe gegenüber den Anstrengungen des Lebens. Wenn ein solcher Jugendlicher gezwungen wird, kriminelle Szenen aufzusuchen, um an den Stoff zu kommen, findet er dort nie Hilfe gegen die Gefahr, sondern immer nur Anreize, weiter ins Verderben zu fallen. Der Haschisch-Verkäufer auf der harten Drogenszene will, daß die Gefährdung und Ausgliederung aus normalen sozialen Beziehungsnetzen zunimmt. Der chemische Stoff der Droge wird erst durch die psychosoziale Umweltsituation und die Szene zur wirklich tödlichen Gefahr.

In dieser Situation ist eine allgemeine Ächtung und soziale Diskriminierung aller Suchtstoffe gleichermaßen glaubwürdiger als die Spaltung in legale und illegale Drogen. Ein Zugang beispielsweise zu Haschisch und Marihuana über Apotheken oder kontrollierte Vergabestellen, der mit zwischenmenschlicher Auseinandersetzung, Infragestellung der Droge und Alternativen zum Drogenkonsum einhergeht, kann eine wesentlich bessere Barriere gegen die Suchtkrankheit darstellen, als das heutige System.

Es kommt nicht von ungefähr, daß totalitäre Staaten kein sichtbares hartes Drogenproblem haben. Ein Krieg gegen die Drogen mit Polizei und Gefängnis funktioniert letztlich nur bei Preisgabe demokratischer und freier Gesellschaftsverhältnisse. Wirksame Überwachungs-Strategien zwingen im Ergebnis zu totalitären Herrschaftsmethoden. Eine freie Gesellschaft muß auf soziokulturell verankerte Verhaltensnormen setzen und die Verhältnisse so ordnen, daß möglichst wenig Verführung zur Sucht und möglichst vernünftiger Umgang mit Suchtstoffen tagtägliche Praxis aller Bürger wird.

Gesellschaftspolitisches Ziel muß es sein, einen vernünftigen, kritischen und vermeidenden Umgang mit Suchtstoffen generell durchzusetzen und die einzelne Bürgerin, den einzelnen Bürger zu befähigen, mit den Gefahren rational zu Rande zu kommen. Eine frei Gesellschaftsordnung ist nicht ohne Gefahren. Sie muß jedoch den Mut aufbringen, mit den

Gefährdungen offen umzugehen und konsequent und beharrlich auf individuelle und kollektive Vernunft setzen.

Es ist immer sinnvoll, den Zugang zu gefährlichen Drogen wie den Zugang zu Sprengstoffen zu kontrollieren. Ein Zugang zur Hilfe für Drogenabhängige muß jedoch offen sein, und Süchtige zu kriminalisieren stellt keine freiheitliche Gesundheitsversorgung dar.

Der Heroinabhängige stirbt in der Regel an den Folgen seiner kriminellen und asozialen Szene und nicht an den körperlichen Wirkungen des Stoffes. Die versehentlich tödliche Überdosis resultiert aus der profitablen Verunreinigung der Drogen mit Füll- und Streckstofffen. Die absichtliche Überdosierung ist ein Suizid, wie der Sprung vom Hochhaus. Von daher ist die Hilfe mit Ersatzdrogen und der Aufbau eines Substitutions-Systems für Drogenabhängige ein gangbarer Weg, um unnötiges Sterben an der Droge zu vermeiden.

Die Ersatzdroge ist jedoch keine Lösung des Suchtproblems. Methadon beispielsweise ist nur ein Mittel, um den Ausstieg aus der kriminellen Szene und die soziale Wiedereingliederung für den Süchtigen zu begünstigen. Die Wirkung einer Substitutionsbehandlung ist abhängig von der Beziehung des Kranken zu suchtfrei lebenden Menschen. Die Ersatzdroge ist also in der Hand eines Arztes wie das Skalpell in der Hand des Chirurgen ein Mittel zur Bewältigung der Krankheit. Ersatzdroge wie Skalpell können eine Gefahr für die betroffenen Menschen darstellen, wenn sie nicht von fachkundigen Therapeuten kompetent und mit dem Ziel der Heilung oder Drogenfreiheit benutzt werden.

Welche Todesursache ist am leichtesten vermeidbar?

Das Rauchen ist der Killer Nummer 1 in unseren Bevölkerungen. Etwa 100 000 Bundesbürger sterben jährlich vorzeitig an den Folgen des Tabakkonsums. Es ist selbstverständlich nicht einfach, mit dem Rauchen aufzuhören und gegen diese legale Droge im Leben anzugehen. Die Bekämpfung dieser Todesursache ist jedoch sicherlich leichter als ein Kampf gegen Verkehrsunfälle, falsche Ernährungsgewohnheiten oder Umweltschadstoffe, die ebenfalls Krankheit verursachen können.

Eine rationale Strategie zur Vermeidung von Todesursachen wird aber immer damit einhergehen, daß eine völlige Ausrottung der Ursache nicht zum Ziel gesetzt wird. Ziel muß es immer sein, eine mögliche Ursache für Krankheit und Tod im Rahmen des allgemeinen Lebens zu erkennen und zu minimieren. Die Vernunft von Autofahrern läßt sich nicht total garantieren, und Unfallverhütungsmaßnahmen können nicht absolut perfekt in die Wirklichkeit umgesetzt werden. Das Streben um Vermeidung von Todesursachen ist die politische Aufgabe und nicht die totale Ausrottung von Gefahren.

„Inzwischen lehren Praxisberater dem Kassenarzt, Eiswürfel grün einzufärben, damit Patienten den beschwerlichen Gang mit verstauchtem Fuß in die Arztpraxis nicht zugunsten kostenloser Selbstbehandlung zu Hause verweigern." Können Sie Ihre Feststellung erklären?

Die Konkurrenz des einen Kleinunternehmers mit dem anderen, die in der heutigen ärztlichen Praxis abläuft, hat dazu geführt, daß jeder einzelne Arzt mit möglichst perfekten Methoden Patienten als Krankenscheinlieferanten an die Praxis bindet und dafür sorgt, daß kontinuierlich medizinische Leistungen am Patienten auch erbracht werden können. Ein Patient, der allein und zu Hause mit seiner Krankheit zu Rande kommt, ist für die heutige Kassenarztpraxis nicht lukrativ.

Ein verstauchter Fuß wird sinnvollerweise mit Eisumschlägen behandelt, um Symptome und Schmerzen zu lindern. Eisumschläge kann nun ein Patient ohne Schwierigkeiten zu Hause selbst oder mit Hilfe seiner Angehörigen machen. Statt eines beschwerlichen Ganges mit verstauchtem Fuß in die Arztpraxis ist der Betroffene zu Hause sein eigener Therapeut. Ärztliche Kunst müßte ihm nur einmal erklären, wie man den verstauchten Fuß erfolgreich und praktikabel behandelt. Diese Anleitung zur Autonomie und zur Selbsthilfe wird jedoch im heutigen Honorierungs-System nicht bezahlt. Der Patient sollte sich nicht zu Hause behandeln, sondern möglichst häufig in die Praxis kommen. Aus diesem Grunde empfehlen manche Marketing-Berater in ihren Praxis-Seminaren dem Arzt, normales Eis mit Lebensmittelfarbe grün zu färben. Umschläge mit grün gefärbtem Eis vermitteln dann dem Patienten den Anschein, daß sein verstauchter Fuß mit einer ganz besonderen Methode behandelt wird, die er zu Hause nicht durchführen kann. Grünes Eis hat danach den Zweck, Patienten zum Praxisbesuch zu animieren und eine Abrechnungsposition zu eröffnen, die bei der Selbstbehandlung nicht möglich wäre.

Die Schulung von Ärzten durch Praxisberater, die mit solchen Tricks zum Kassemachen anleiten, bringen den Widerspruch zwischen Ethik und Profit auf einen sichtbaren Punkt. Ein Honorarsystem mit solchen ökonomischen Anreizen ist pervers und führt letzlich zur Korruption des Arztes im System. In der Gesundheitsversorgung sollte der Patient alles ihm selbst Mögliche zur Bewältigung der Krankheit tun können, und der Arzt nur dann tätig werden, wenn seine fachliche Kompetenz unverzichtbar ist.

Schwindeln Ärzte Patienten falsche Diagnosen vor, um sie möglichst lange als Kunden behalten zu können? Strecken Ärzte die Behandlungszeit aus Proftigründen? Motto: Je mehr Kranke, desto höher die Gewinne?

Wenn ambulante Operationen mit einem pauschalen Honorar pro Operation bezahlt werden, ist der lukrativste Patient der operierte, gesunde Mensch. Den Streß einer Operation verdaut der Gesunde besser als der Kranke. Wer am Gesunden operiert, kann sich mit den besten Operationsergebnissen schmücken. Alle Komplikationen und Nebenwirkungen einer operativen Behandlung sind minimiert, und der Heilungsprozeß nach der Operation ist optimiert. Eine medizinische Einrichtung oder ein Arzt, der wirklich Kranke und Patienten mit zusätzlichen Krankheiten operiert, stellt sich demgegenüber finanziell schlechter.

Das Beispiel zeigt, wie die Honorierungssystematik dazu führen kann, daß die richtige Medizin benachteiligt und die falsche Medizin belohnt wird. Genau in dieser Situation befinden sich die ambulant tätigen Ärzte in Deutschland beim heutigen Finanzierungssystem für ihre Arbeit. Ein großer Teil ärztlicher Zuwendung und persönlicher Mühe ist im Honorarsystem überhaupt nicht abgebildet. Für diese Leistungen gibt es grundsätzlich kein Honorar. Viele notwendige Leistungen sind in der heutigen Gebührenordnung nicht ausreichend finanziert. Lukrativ ist es, möglichst viele Spritzen in möglichst kurzer Zeit möglichst vielen Menschen zu verabreichen. Ein guter Arzt müßte jedoch mit möglichst wenig Spritzen möglichst lange möglichst vielen Menschen helfen können.

Zu den typischen Alterserscheinungen gehört beispielsweise ein gewisser „Knochenschwund", wie es die Leute nennen. Diese altersnormale Osteoporose avancierte in den letzten Jahren zur Modekrankheit. Ein neues Gerät, um die 100 000 Mark teuer, erlaubt mit farbigen Bildern die Messung der Knochendichte. Die Orthopädiepraxen begannen, immer mehr Patienten, vornehmlich Patientinnen, mit imposanten Daten und farbigen Bildern zu versorgen. Eine therapeutsiche Konsequenz aus der Osteodensitometrie gibt es nicht. Dennoch lassen ständige Kontrollmessungen eine lukrative Einkommensquelle erschließen. Etwa 1 % des kassenärztlichen Honorars floß im Jahr 1991 in die Knochendichtemessung. Als therapuetische Konsequenz aus diesem gigantischen Aufwand mit seinen gigantischen Kosten ergibt sich eigentlich nur die Empfehlung an alte Menschen, täglich etwa einen Liter Milch zu trinken, die für den Knochenaufbau wichtiges Kalzium enthält.

Die Osteodensitometrie wurde von interessierten Pharmakonzernen, die mit Hormonen ihren Umsatz machen, auch über die Boulevardpresse gepuscht. Die Patientinnen kamen mit den Jubel- und Wunderberichten aus ihren Illustrierten zum Arzt und verlangten diese Behandlung. Wer im Konkurrenzkampf zwischen den Praxen überleben wollte, mußte die Technik kaufen. Das Beispiel zeigt, wie geschicktes Marketing aus dem medizinisch-industriellen Komplex Arzt wie Patient zu manipulieren vermag.

Die Produktion von Diagnosen ohne sinnvolle therapeutische Konsequenz und die ständige Kontrolle von Befunden sind das Ergebnis des jetzigen Organisations- und Finanzierungssystems in der kassenärztlichen Praxis. Verdient wird an der Krankheit, bestraft ist, wer gesund macht!

Der einzelne Arzt besitzt kaum eine Möglichkeit, aus diesem ökonomischen Zwangssystem auszusteigen. Wer nach bestem Wissen und Gewissen ärztlich handelt, muß freiwillig auf mögliches Honorar verzichten. Es versteht sich daher leicht, daß der „Diagnose-Schwindel" und völlig überflüssige medizinische Kontrollen und Behandlungsangebote zunehmen müssen. Der einzelne Arzt ist Gefangener eines pervers gewordenen Systems. Es ist unter diesen herrschenden Umständen bewundernswert, daß sich die überwiegende Zahl von Ärzten nicht korrumpieren läßt und zwischen Ethik und Profit sich für ein gutes ärztliches Gewissen entscheidet.

Sie haben das Gesundheitssystem in den alten Bundesländern als „mafios entartet" bezeichnet. Was genau meinen Sie damit?

Der Kassenarzt bekommt nur dann ein Honorar, wenn er auf dem Krankenschein eines Krankenversicherten therapeutische und diagnostische Tätigkeiten vermerkt. Das vorhandene Abrechnungssystem führt zu einem gnadenlosen Konkurrenzkampf unter den Ärzten. Jeder versucht, möglichst viele Leistungen, die in der Gebührenordnung vorhanden sind, anzubringen und abzurechnen. Je mehr aber abgerechnet wird, desto geringer fällt die Bezahlung pro abgerechneter Leistung aus. Die kassenärztliche Vereinigung ist nämlich gezwungen, ein fixiertes Gesamthonorar unter die Gesamtzahl aller von Ärzten angemeldeten Leistungen zu verteilen.

Der einzelne Arzt sieht an seinen Abrechnungen, daß er mit sicherer und präziser Diagnostik und Therapie, sorgfältig abgewogen und möglichst zurückhaltend, sehr viel weniger verdient als seine Kollegen, die mit ihren Gerätschaften und Möglichkeiten den großen Rundumschlag inszenieren und gleichzeitig mit symptomatischer Behandlung einen chronischen Dauerpatienten erhalten. Es ist lukrativer, einen Kranken drei- bis viermal einzubestellen und immer wieder zu untersuchen.

Inzwischen schildern niedergelassene Ärzte in aller Offenheit die Perversität dieses Systems, das nach meiner Überzeugung die Tendenz zur mafiosen Entartung in sich trägt. Doch noch ist eine solche Kennzeichnung „starker Tobak“. Das flächendeckende „Amigo-System“ der Pharmaindustrie beeinflußt das Verhalten der Ärzteschaft; das Abrechnungssystem für die ärztliche Tätigkeit begünstigt Kavaliersdelikte mit dem Krankenschein, und vereinzelt gibt es Seilschaften zwischen Arzt, Apotheker und Pharmareferent zum gegenseitigen Nutzen. Die Gefahren sind überdeutlich.

Der Allgemeinmediziner Edgar Berbuer aus dem Schwarzwald beschreibt in seinem Buch, das er „Zwischen Ethik und Profit, Arzt und Patient als Opfer eines Systems“ betitelt, das Dilemma an einem einfachen Beispiel:

„Eine Patientin erwacht morgens mit starkem Harndrang und Ziehen im Unterleib. Beim Wasserlassen verspürt sie ein starkes Brennen und sucht deshalb am selben Tag ihren Arzt auf. Ein kurzes Abtasten des Bauches, eine Untersuchung des Urins, die kaum mehr als zehn Minuten dauert, und die Diagnose ist gestellt: Blasenentzündung, also viel trinken und eventuell für einige Tage ein Antibiotikum. Falls dann noch Beschwerden vorliegen, folgt eine erneute Urinuntersuchung, falls nicht, ist die Sache damit erledigt. So in dem einen Fall. Jetzt die Alternative: Kurzes Abtasten des Bauches, Erklärung, daß die Ursache eine Entzündung der Blase oder der Nieren sein könnte. Es erfolgt dann zunächst eine Ultraschalluntersuchung von Blase und Nieren, und da man schon einmal dabei ist auch gleich der anderen Bauchorgane Leber, Galle usw. Anschließend wird zweifach der Urin untersucht, indem eine typische Untersuchung unter dem Mikroskop erfolgt und eine Bakterienbrutplatte mit dem Urin beimpft wird. Die Patientin erhält die Erklärung, daß für ihre Entzündung sicherlich Bakterien ursächlich verantwortlich seien und man genau feststellen müsse, welche Art von Bakterien die Entzündung verursacht hat. Sie bekommt zunächst ein Medikament mit der Auflage, nach zwei Tagen wieder zur Kontrolle zu erscheinen, bis dahin sei die Brutplatte ausgewertet. Zwei Tage später Kontrolle des Urins und die Information, daß das augewählte Antibiotikum für die gefundenen Bakterien durchaus ausreichend sei. Unter Umständen erfolgt dann noch eine Überweisung zum Urologen, der vielleicht die Nieren noch einmal röntgt und mit großer Wahrscheinlichkeit eine Blasenspiegelung vornehmen wird. Einer Frau kann zusätzlich die Überweisung zum Gynäkologen blühen, da eine Gebärmuttersenkung für das Entstehen einer Blasenentzündung mitverantwortlich sein könnte. Dann hätten schließlich drei Ärzte an einer einfachen Blasenentzündung gut verdient, die Patientin hat dafür unter Umständen bei großem zeitlichen Aufwand zum Teil recht unangenehme Untersuchungen über sich ergehen lassen müssen."

Die Zahl der Ärzte nimmt immer mehr zu, die ein solches System nicht weiter ertragen wollen und Reformen fordern, die eine drohende mafiose Fehlentwicklung des bestehenden Systems verhindern können.

Manipulieren Ärzte Meßwerte des Patienten, um an seine Moneten zu kommen?

Das Beispiel, das der Allgemeinarzt aus dem Schwarzwald beschreibt, ist nicht an den Haaren herbeigezogen. So läuft es tägtäglich in der ärztlichen Praxis. Nur mit Ausdehnung der Diganostik ist für den einzelnen Arzt ein erhöhter Gewinn zu erzielen. Krankheiten, die man früher mit hinreichender Sicherheit durch das Stetoskop und mit den ärztlichen Sinnen diagnostizierte, brauchen heute den Einsatz von EKG, Belastungs-EKG, Langzeit-EKG, Sonographie und weiteren, teilweise sogar gefährlichen diagnostischen Prozeduren. Die Patienten selbst fühlen sich um so besser versorgt, je mehr mit ihnen gemacht wird. Die Massenmedien berichten laufend über neue technologische Möglichkeiten, und viele Bürger wünschen dann den Einsatz solcher Geräte, obwohl dies keinerlei ärztlichen Sinn macht. So kommen heute Patienten mit dem Wunsch nach Laboruntersuchungen, Ultraschalluntersuchungen und computertomographischer Abklärung in die Praxis. Wenn ein Arzt den Menschen solche Wünsche ausreden will, braucht er Zeit und ein hohes psychotherapeutisches Geschick. Genau das bekommt er jedoch nicht bezahlt.

Der Glaube der Bevölkerung an die Allmacht medizinischer Geräte und Tabletten läßt jeden Arzt, der eine Veränderung des Verhaltens und der Lebensweise empfiehlt, schlecht aussehen. Der gute Rat des Arztes gilt weniger als der schnelle Griff zum Rezeptblock oder das Brimborium mit chromblitzenden Geräten und imposanten Meßwerten. Die Verrücktheit in der heutigen Gesundheitsversorgung betrifft Arzt wie Patient.

Der Patient will seinen Körper-TÜV und ein einfaches Rezept, ohne seine Lebensverhältnisse zu verändern. Der Arzt erhält ökonomische Vorteile, wenn er diesen Wünschen folgt und medizinische Diagnosen und Meßwerte produziert, die Eindruck machen und eine symptomatische, letzlich aber eher wirkungslose Hilfe begründen.

Das institutionalisierte System der Regelung und Gestaltung der ambulanten Gesundheitsversorgung manipuliert Ärzte wie Patienten. Schuldzuweisungen an den Arzt allein heilen die Krankheit des Gesundheitswesens nicht: Nicht der Arzt manipuliert das System, das System manipuliert den Arzt. Deshalb muß das Honorarsystem geändert werden. Diese Reform besitzt absolute Priorität für eine qualitative Verbesserung der Gesundheitsversorgung.

Wurde im Rahmen der Wiedervereinigung Deutschlands eine große Chance vertan, indem die Ambulatorien und Polikliniken in der ehemligen DDR zerschlagen wurden, anstatt sie in Gesundheitshäuser umzuwandeln?

Die ehemalige DDR hatte ein materiell armseliges Gesundheitsversorgungssystem. Soziale und gesundheitliche Dienste galten im Sozialismus wenig. In ihnen wurden Kapital und Devisen verbraucht, die der Staat lieber in Produktion und Überwachungsbürokratien steckte. Die Versorgungsleistung des Systems war angesichts der materiellen Armut durchaus respektabel und die fachliche Leistung der Ärztinnen und Ärzte in der praktischen Versorgung hervorragend. Ökonomische Anreize spielten bei der Gestaltung der Patientenversorgung für den einzelnen Arzt keine Rolle. Leistungsbereitschaft resultierte aus besonderem menschlichem Engagement und fachlichem Ehrgeiz. Tausende von Ärztinnen und Ärzten waren tagtäglich gezwungen, bei minimalem finanziellen Aufwand eine möglichst gute Hilfe für kranke Menschen zu realisieren. Da finanzielle Leistungsanreize überdies fehlten, gab es auch eine größere Anzahl von Kolleginnen und Kollegen, die sich den Versorgungsaufgaben entzogen, ihre private Nische suchten und bei gleichem Gehalt viel weniger taten als andere, die ihren ärztlichen Beruf mit einem Stück Berufung verbanden.

In Polikliniken und Ambulatorien arbeiteten Ärzte und nichtärztliche Gesundheitsberufe weitestgehend gleichberechtigt zusammen. Präventive, kurative und rehabilitative Hilfen wurden integriert angeboten und neben der ärztlichen Versorung organisierte das System auch unmittelbar die pflegerische und soziale Unterstützung in der ambulanten Praxis. Die poliklinische Idee ist im übrigen keine Errungenschaft des sozialistischen Gesundheitssystems. Die erste Poliklinik wurde in Berlin von Christoph Wilhelm Hufeland im Jahre 1861 eröffnet. Die Idee verfolgte ein integratives Betreuungskonzept, wo interdisziplinär und ganzheitlich kranke Menschen Hilfe finden sollten.

Im fachlich ideellen Ansatz verfolgten Ambulatorien und Polikliniken einen sinnvollen Weg ambulanter ärztlicher Betreuung. Die Team-Strukturen und Personalkörper waren allerdings nicht organisch gewachsen, sondern zumeist zwangsweise zusammengesetzt. Viele Leitungsstrukturen folgten einer willfährigen Staatsdoktrin und nicht fachlich kompetenter Führung.

Wie im westdeutschen kassenärztlichen Versorgungssystem gab es auch im poliklinischen System Ost-Deutschlands Licht und Schatten. Die andere Organisationsweise und das Zusammenwirken von Ärzten mit anderen Gesundheitsberufen und die Vernetzung von ambulanter und stationärer, ärztlicher und sozialpflegerischer Hilfe beinhaltete positive Ansätze, die es wert gewesen wären, sie zu erhalten und in das gesamtdeutsche Versorungssystem zu integrieren. Aus den Einrichtungen des ehemaligen DDR-Gesundheitswesens hätten selbständige ambulante Gesundheitszentren entwickelt werden können, in denen viele Mängel des westlichen Systems weggefallen wären. Widersinnige Leistungsanreize in der Honorierung der Arbeit hätten durch Fallpauschalen überwunden und Hemmnisse der Zusammenarbeit zwischen Ärzten und anderen Gesundheitsberufen wirksam abgebaut werden können. In solchen ambulanten Versorgungs-Zentren hätte auch eine Vernetzung von Laien-Hilfe, professioneller Hilfe und teilstationären Angeboten erfolgen können. Die Verknüpfung von präventiven, medizinisch kurativen und ganzheitlich rehabilitativen Hilfen ist sinnvoll. Aus den ehemaligen Polikliniken hätten gemeindenahe und betroffenen-freundliche Bürgerzentren entstehen können, wo hilfsbedürftige Menschen umfassende und angemessene Unterstützung erhalten. Eine selbständige Trägerschaft mit Verpflichtung auf das Gemeinwohl hätte eine Alternative zum einzelkämpferischen Kleinunternehmer Kassenarzt geboten.

Das mögliche Gegenmodell zur ambulanten Versorgung in West-Deutschland war für die herrschenden konservativen Standesfunktionäre eine ernsthafte Bedrohung. Man fürchtete wie der Teufel das Weihwasser Modelle und Versorgungsstrukturen, die besser funktionieren könnten als das bestehende Kassenarztsystem im Westen. Aus diesem Grunde erfolgte eine flächendeckende Diffamierungskampagne der Einrichtungen in Ost-Deutschland, und der Einigungsvertrag schrieb zudem noch eine ökonomische Benachteiligung von Polikliniken und Ambulatorien fest. Die Propaganda westlicher Ärzte-Funktionäre und der fehlende Zusammenhalt in den Teams der ostdeutschen Einrichtungen führte zum schnellen Zusammenbruch der Versorungsstrukturen und zur völligen Überstülpung der westlichen Verhältnisse mit all ihren Mängeln und Widersprüchen im Osten.

Die historisch einmalige Chance, eine Reformperspektive zu nutzen und Alternativen zur vereinzelten, privat organisierten Kassenarztpraxis zuzulassen, wurde vertan. Der Vereiniungsprozeß trägt dazu bei, daß die Krise des westdeutschen Gesundheitswesens sich verschärfte und radikale Strukturveränderungen politisch durchgesetzt werden mußten. Das Gesundheitsstrukturgesetz 1993 mit seinen grundlegenden Eingriffen in die bestehenden Verhältnisse im bundesdeutschen Gesundheitswesen wurde nicht zuletzt auch dadurch politisch notwendig, da die Kosten der deutschen Vereinigung keinen Spielraum für die Gesundheits- und Sozialpolitik von gestern mehr zulassen.

Sie haben Verkünder der These „Wir haben das beste Gesundheitswesen der Welt" als „euphemistische Problemleugner" bezeichnet. Ja, stimmt denn diese stolze Feststellung nicht?

Es ist einfach dumm, das eigene Gesundheitswesen als das beste der Welt zu bezeichnen. Bei nüchterner und ehrlicher Vergleichsbetrachtung gibt es bei den verschiedenartigen

Gesundheitsversorgungssystemen der europäischen Länder von Land zu Land Vor- und Nachteile. Die Krankheitsprobleme in der Bevölkerung ändern sich im Laufe der Zeit. Jedes Gesundheitswesen ist daher aufgefordert, sich selbst auch zu verändern und mit Reformen neuen Problemen besser zu begegnen. Ich fasse nochmals zusammen: Leben in Gesundheit beinhaltet die laufende Anpassung an veränderte Umweltbedingungen. Die Anpassungsfähigkeit oder die Reformbereitschaft des menschlichen Organismus an seine Lebensverhältnisse entscheidet über seine Gesundheit. Das Gesundheitswesen in einer Bevölkerung ist ein komplexer Organismus, ein lebendiges System mit Stoffwechselprozessen. Das beste Gesundheitswesen ist daher eines, das sich laufend reformiert und kritisch reflektiert. Sklerotische Erstarrungen und bürokratische Unbeweglichkeit führen auch jedes Gesundheitswesen in therapiebedürftige Krankheiten.

Im internationalen Vergleich ist das deutsche Gesundheitswesen nicht schlecht. Der amerikanische Weg einer radikalen Privatisierung ist gescheitert, da bei hohen Pro-Kopf-Ausgaben große Bevölkerungsteile nicht berücksichtigt werden und der soziale Frieden durch die Zwei-Klassen-Medizin gefährdet wird und die soziale Ungleichheit vor der Krankheit politisch bedrohlich erscheint. Der englische Weg einer radikal staatlich organisierten Medizin trägt dazu bei, daß die Verknappung oder Rationierung gesundheitlicher Dienstleistungen perfekter erfolgen kann. Die Rationierung medizinischer Leistung führt aber auch in eine soziale Krise, da beispielsweise ältere Menschen keine ärztlich notwendige Behandlung an der künstlichen Niere erhalten und die einzelnen Bürger völlig unterschiedliche Möglichkeiten der Krankheitsbewältigung bekommen.

Wer arm ist, ist gleichzeitig schlechter dran. Das staatliche Gesundheitssystem führt gleichfalls in eine Zwei-Klassen-Medizin und zu sozialen Ungerechtigkeiten.

Das deutsche Versorgungssystem funktionierte problemlos, solange das wirtschaftliche Wachstum auch überproportionale Steigerungsraten für gesundheitliche Dienste zuließ und ein Zwang zur Kostendämpfung politisch nicht nötig wurde. Jetzt herrscht notgedrungen eine rigide Kostendämpfungspolitik vor und die Organisation der Gesundheitsversorgung paßt sich den Zwängen an. Die Selbstverwaltungskörperschaften von Ärzten und Krankenkassen laufen Gefahr, in eine Art Pfründekonkurrenz abzugleiten.

Der knapp gewordene Kuchen und die schmalen Geldtöpfe für die Gesundheitsversorgung werden in unterschiedliche Interessenspähren zerteilt, und alle beteiligten Berufsgruppen und Institutionen versuchen, ein möglichst lukratives Stück für sich selbst abzubekommen. Es kommt zu gruppenegoistischen Interessenskämpfen um ein begrenztes Budget und zur lukrativen Aussortierung möglichst billiger Krankheitsprobleme. Der wirklich Kranke wird als wenig lukrativer Patient vernachlässigt. Auf der Strecke bleiben die soziale Verantwortlichkeit und die soziale Verträglichkeit im Denken und Handeln aller Beteiligten.

Das deutsche Gesundheitswesen wird nur dann das beste der Welt werden können, wenn es seine soziale Aufgabe wiederentdeckt und seine soziale Verantwortlichkeit neu kultiviert. Dies zu erreichen ist jetzt die gemeinsame Aufgabe von Ärzteschaft und Krankenkassen, die nicht mehr auf die lange Bank geschoben werden darf. Ärzteschaft und Krankenkassen in sozialer Verantwortung können aus dem bedrohten und leidenden Gesundheitswesen in Deutschland ein Versorgungssystem mit Vorbildcharakter für andere Länder entwickeln. Die Aufgabe ist klar. Jetzt heißt es, die Ärmel hochkrempeln und anpacken!

Wenn es stimmt, was Sie, Präsident einer der mitgliederstärksten Ärztekammern in Deutschland, behaupten, daß nämlich die ethische Integrität und die fachliche Glaubwürdigkeit der Gesundheitsversorgung in der Bundesrepublik gefährdet sind und die ärztlich Profession dafür die Verantwortung trägt, der Arzt nicht das Opfer, sondern der Täter

ist –, wo bleiben dann die Verfahren gegen die „Schreibtischtäter" durch die gesetzlich zuständigen Aufsichtsbehörden, die Ärztekammern?

Mit 20 000 Ärztinnen und Ärzten ist die Berliner Ärztekammer eine der größeren. Die Ärztekammer Bayern, Baden-Württemberg, Niedersachsen, Hessen, Nordrhein- und Westfalen sind aber größer. Die Bedeutung der Ärztekammer Berlin resultiert aus der Bedeutung der Stadt Berlin. Da Berlin neue und kommende Entwicklungen für die Bundesrepublik Deutschland frühzeitig aufzeigt, zeichnete sich die Berliner Ärzteschaft auch immer durch ein höheres Maß an Reformfreudigkeit und Innovationslust aus. Die Berliner Ärztekammer artikulierte in der Regel als erste die neuen Orientierungen, die dann später innerhalb der deutschen Ärzteschaft mehrheitsfähig wurden.

Die Ärztekammer Berlin entwickelte die letzten zehn Jahre eine neue Corporate Identiy für die ärztliche Selbstverwaltung. Eine Ärztekammer ist danach nicht ein Zentrum berufsständigen Lobbyistentums und keine nackte Interessensvertretung für die Ärzte, sondern eine Dialog-Institution mit einer öffentlichen, sozialen Verantwortung. Aufgabe der Ärztekammer ist es, Gesundheitspolitik statt Standespolitik zu betreiben und notfalls auch im Rahmen der Berufsaufsicht einzelnen Ärzten beizubringen, was ihr soziale Pflicht ist.

Im Streben nach einer sozial verantwortungsbewußten Ärzteschaft und innovativen Versorgungsstrukturen im Gesundheitswesen, die bürgernah und patientenfreundlich wirken können, hat die Ärztekammer Berlin Beispiele gesetzt und die öffentliche Diskussion immer wieder angestoßen.

Der Berliner Katalysator für die ärztliche Selbstverwaltung in Deutschland hatte den Mut, ethische Widersprüche in der Ärzteschaft offen anzusprechen und fachliche Difizite und Mängel im Gesundheitswesen zu thematisieren. Die Benennung der Krankheit ist die erste Voraussetzung zur wirksamen Therapie. Auch das Selbstverständnis, daß Ärzte nicht Opfer, sondern handelnde Subjekte in der Gesundheitsversorung sind, kontrastiert zur aggressiven Ohnmacht konservativer Standesfürsten, die weinerlich und klagend nurmehr Privilegien und Anerkennung fordern. Die Neuorientierung der Ärzteschaft insgesamt ist ein dynamischer Prozeß, der mittelfristig ein anderes Selbstverständnis und ein anderes Handeln von Ärztinnen und Ärzten im Gesundheitswesen mit sich bringt. Es bedarf dazu keiner Verfahren gegen „Schreibtischtäter", sondern der Motivation zu neuem Denken und Handeln. So gesehen ist die Ärztekammer Berlin ein deutliches Symptom für den laufenden Heilungsprozeß im kranken Gesundheitswesen der Bundesrepublik Deutschland.

Können Sie ein Beispiel für durch Lebensbedingungen ausgelöste Beschwerden mit anschließender Therapie-Lawine geben?

Gesundheit ist immer ein relativer Begriff, der vom Leben des einzelnen Menschen und seinen Verhältnissen nicht zu trennen ist. Es gibt Menschen mit schweren Gebrechen, die beispielsweise im Rollstuhl voll ihren Mann oder ihre Frau stehen oder trotz Blindheit hervorragende Leistungen vollbringen. Es gibt Menschen mit minimalen körperlichen Gebrechen, die nicht aufhören zu leiden und zu klagen und die ständig medizinische oder ärztliche Hilfe beanspruchen. Krankheit und Gesundheit ereignen sich im Lebensraum, den Menschen durchschreiten. Ihre persönliche Biographie spielt eine Rolle, ihre mentale Kraft und ihre Fähigkeit sich dem Leben stellen zu können.

Ein prägnantes Beispiel für die komplexen Zusammenhänge und mögliche Antworten eines medizinischen Versorgungssystems schildert wiederum der Allgemeinmediziner Edgar Berbuer: „Wie oft sind Kopfschmerzen, Rückenschmerzen, Unterleibsbeschwerden, Schwindel und Übelkeit nur eine Reaktion auf die Lebensbedingungen! Trotzdem drängt der Patient oder die Patientin zur Überweisung, so mit Rückschmerzen zum Orthopäden, mit Unterleibsschmerzen zum Gynäkologen oder zum Urologen usw. Nehmen wir als Beispiel einen Patienten mit Rückenschmerzen: Angestellter, 45 Jahre, ungerechter und jähzorniger Vorgesetzter, zänkische Ehefrau, die sehr auf ihr Äußeres bedacht ist und möglichst immer nach dem letzten Schrei der Mode gekleidet. Der Patient ist sehr aktiv in seiner Kirchengemeinde und wäre liebend gern evangelischer Pfarrer geworden. Seine Rückenschmerzen ergeben bei der klinischen Untersuchung keinen wesentlichen pathologischen Befund, die Bewegungen sind in alle Richtungen frei durchführbar, er hat keine ausstrahlenden Nervenschmerzen. Der Patient wünscht schließlich eine Überweisung zum Orthopäden. Dieser findet bei der klinischen Untersuchung ebensowenig, führt aber eine Röntgenuntersuchung der gesamten Wirbelsäule durch. Es finden sich kleine Randzacken am 4. und 5. Lendenwirbel, die, so wird dem Patienten mitgeteilt, möglicherweise Zeichen eines Bandscheibenverschleißes in diesem Bereich sind, und diese Bandscheibe könnte dann die geklagten Beschwerden auslösen. Außerdem stellt der Orthopäde fest, daß die Gegend der Niere etwas druckschmerzhaft ist, und empfiehlt das Aufsuchen eines Urologen. Spätestens jetzt beginnt die verhängnisvolle Lawine. Die Veränderungen an der Wirbelsäule sind eigentlich alterstypisch und sicherlich nicht der Grund für die Beschwerden. Der Patient hat aber jetzt ein Töpfchen, in das er seine Krankheit hineintun kann, den „Bandscheibenschaden". Es folgt die Überweisung zum Urologen, es wird sonographiert, die Nieren mit Kontrastmittel geröntgt, die Blase gespiegelt, eine Vorsorgeuntersuchung gemacht. Es finden sich Veränderungen in einem Nierenbecken, die möglicherwiese auf eine früher durchgemachte Nierenbeckenentzündung zurückzuführen sind, und eine minimal vergrößerte Prostata. Somit sind wieder zwei Erkrankungen dazugekommen, beide natürlich kontrollbedürftig, wieder Vorstellung in einem halben Jahr. Empfohlen wird noch eine Blutuntersuchung und der Ausschluß einer Zuckerkrankheit. Der nächste Schritt geht zum Internisten, der eine Erhöhung der Blutfettwerte findet, die mit Medikamenten behandelt wird.

Das Resultat nach einigen Wochen: Bandscheibenschaden, eine kranke Niere, vergrößerte Prostata, erhöhte Blutfettwerte. Der Patient hat als Folge das Bewußtseins des drohenden Herzinfarktes (aufgrund der hohen Blutfettwerte) und der wohl bald versiegenden Potenz (wegen der Prostatavergrößerung). Die Therapie: einmal täglich eine Tablette für die Prostata, zweimal täglich eine Tablette für die Blutfettwerte; kurzum – der Dauerpatient ist geboren. Aber die Rückenschmerzen sind nach wie vor vorhanden, der Chef weiterhin jähzornig und ungerecht, die Ehefrau weiterhin zänkisch und unzufrieden. Sie wird sicherlich noch unzufriedener sein mit einem Mann, der jetzt zum Frühstück, Mittag- und Abendessen seine Pillen schlucken muß und schon gewisse Verhaltensweisen des Chronisch-Kranken angenommen hat. Ein wirklicher Erfolg unseres modernen Medizinsystems!

Nach einem Jahr mühevoller Kleinarbeit nimmt der Patient heute keinerlei Medikamente mehr, hat eine neue Arbeitsstelle angenommen, Gespräche unter Zuziehung seiner Ehefrau haben die private Situation deutlich verbessert. Er ist jetzt zufrieden und gesund, die Termine zu den jeweiligen Kontrolluntersuchungen hat er nicht mehr wahrgenommen."[1]

Das Beispiel zeigt, wie die Wahrnehmung von Krankheit vielfältig mit dem allgemeinen Leben und den individuellen Verhältnissen verknüpft ist. Ein ganzheitlich denkender Arzt muß immer auch das soziale Umfeld, die Familienverhältnisse, die berufliche Situation, körperliche wie psychische Belastungen am Arbeitsplatz und andere psychosoziale Konfliktmöglichkeiten in seine Betrachtung und auch in seine therapeutischen Empfehlungen mit einbeziehen.

1 Aus: Edgard Berbuer: „Zwischen Ethik und Profit, Arzt und Patient als Opfer eines Systems", Access-Verlag, 1990

Lautet Ihr Rat an den Patienten also: Wenn Sie Rückenschmerzen haben, dann wechseln Sie zuerst einmal die Stellung – vielleicht gleich auch den Ehepartner. Und die

Empfehlung an die Kollegen: Nicht röntgen, sonder Sexleben recherchieren?

Krankheitsprobleme ganzheitlich zu sehen und ganzheitlich zu bewältigen ist nie einfach. Glatte Ratschläge helfen oft nicht weiter, manche sozialen Verhältnisse lassen sich nicht verändern und eine symptomatische, auch medikamentöse Therapie kann einen akzeptablen Kompromiß darstellen.

Die moderne Medizin mit all ihren körperorientierten diagnostischen Möglichkeiten macht es für den Arzt verführerisch leicht, jeden kleinsten Befund, von der Norm abweichende Meßwerte und jedes Symptom mit geringem Krankheitswert zur schweren Krankheit hochzustilisieren. Irgendein körperlicher Defekt läßt sich immer finden, an dem die Beschwerden aufgehängt werden können. Die große Gefahr liegt in einer dadurch ausgelösten Somatisierung von psychosozialen Beschwerden oder Konflikten.

Es ist nun nicht Aufgabe des Arztes allein, psychosoziale Verhältnisse zu verändern. Es ist aber Aufgabe zeitgemäßer ärztlicher Betreuung, den betroffenen Patienten die komplexen Zusammenhänge zu vermitteln und immer wieder darauf hinzuweisen, daß Krankheit auch eine Art Körperstreik gegen belastende Lebensverhältnisse ist und der Kopfschmerz nicht nur körperliche Ursachen haben muß. Der Arzt ist so auch eine Art Dolmetscher für die Zeichen der Krankheit und aufgefordert, Zusammenhänge aufzudecken.

Letzlich wissen Patienten oftmals sehr genau, was ihnen auf den Magen geschlagen oder zu Herzen gegangen ist. Ein Arzt, der die subjektive Wahrnehmung seiner Patienten respektiert und produktiv in seine Betreuung mit einbezieht, ermuntert den Patienten, sich selbst ernst zu nehmen und seine eigenen Bewältigungskräfte zu entwickeln. Darum geht es: Bei der Erkennung und Bewältigung von Krankheiten müssen Arzt und Patient mit ihren jeweiligen Erkenntnismöglichkeiten und Fähigkeiten zusammenwirken.

Über sein Sexualleben und seine Partner entscheidet jeder Mensch selbst. Daß es dabei auch Probleme geben kann, wissen Sie so gut wie ich. Hier geht es nicht um Recherchen und Schlüssellochguckerei. Manches offene Gespräch zwischen Arzt und Patient über Beziehungsprobleme oder Sexualkonflikte vermag jedoch Wunder zu wirken: Freie Aussprache heilt!

IX.

MAN WIRD NICHT ARZT, UM ALS MILLIONÄR ZU STERBEN – WER VIEL GELD HABEN WILL, SOLL SPEKULANT WERDEN

Muß das ganze Problem, das Sie sehen, das Sie von vielen Seiten her analysieren und beleuchten, nicht simpel überschrieben werden: „Der Arzt im kapitalistischen System?" Gewinner ist, wer den höchsten Profit hat, an den gesetzlichen Vorschriften entlangschrammt, möglichst nicht straffällig werdend, lachend auf dem Weg zur Bank. Warum soll sich der Arzt in dieser Gesellschaft anders verhalten als der Fabrikant, Bauunternehmer, Großhändler und Bundesligaspieler? Jeder ist sich doch selbst der Nächste.

Der Arzt ist in seinem Beruf etwas anderes als der Fabrikant, Bauunternehmer oder Bundesligaspieler. Die Gesellschaft hat ihr Geld in die Ausbildung von Ärztinnen und Ärzten investiert, um im Krankheitsfall menschlich ehrliche und fachkompetente Hilfe zu bekommen. Man wird nicht Arzt, um als

Millionär zu sterben. Wer den ärztlichen Beruf, als besonders günstige Möglichkeit reich zu werden, mißversteht, liegt falsch. Wer viel Geld haben will, soll Bauspekulant oder Unternehmer werden.

Gesellschaftlicher Status und gesellschaftliches Ansehen des ärztlichen Berufes hängen davon ab, ob der Arzt seine Funktion als Anwalt für seine Patienten und die Gesundheitsinteressen der Bevölkerung begreift. Die ärztliche Tätigkeit als Gelegenheit, Eigennutz lukrativ in die Praxis umzusetzen, geht am historisch gewachsenen Selbstverständnis des Arztes vorbei. Ärzte, die ihre soziale Verantwortung nicht akzeptieren, werden auf Dauer von der Bevölkerung nicht ertragen. Eine Ärzteschaft, die ihre berufliche Selbstverwirklichung nur noch im lukrativen Pfründeschacher im Rahmen einer kapitalistischen Wirtschaftsordnung sieht, verrät ihren Beruf. Die Menschen gehen dann zunächst zu Psychotherapeuten, Heilpraktikern und anderen helfenden Professionen. Sie beginnen den Ärzten zu mißtrauen. Im Zwiespalt zwischen Ethik und Profit wird die Ärzteschaft nur dann als anerkannte und geachtete Berufsgruppe überleben, wenn sie sich zur Ethik hin orientiert und sich gegen die Verführungen des Profits immunisiert. Die Bevölkerung wünscht sich sozial verantwortungsbewußte Ärztinnen und Ärzte.

„Die meiste Macht im Gesundheitswesen liegt beim Arzt", sagen Sie. „Er steuert in Theorie und Praxis die Gesundheitsversorgung." Na denn! Warum dann der Schrei nach mehr gesetzlichen Reformen, mehr Staat, mehr Vorschriften? Schaffen Sie Ordnung im eigenen Laden, und alle Probleme lösen sich von selbst!

Ich bin ja dabei, im eigenen Laden Ordnung zu schaffen. Der Arzt ist der Steuermann im Gesundheitswesen. Die ärztliche Profession bestimmt mehr als irgendwer sonst die Umgangsweise mit Krankheit in der Bevölkerung. Sie prägt das öffentliche Bewußtsein über Gesundheit und Krankheit und die

Entwicklung von Wissenschaft und Forschung in der Medizin. Im Gesundheitswesen selbst steuert der Arzt mehr als 80 % der Ausgaben. Es gibt keine medizinische Diagnostik, keine Krankenhausbehandlung, keine Kur und kein Medikament, wenn dies nicht ein Arzt angeordnet hat oder dem zustimmt. Im Gesamtunternehmen der Gesundheitsversorgung hat der Arzt die Schlüsselposition inne. Er ist leitender Manager aller Verhältnisse. So betrachtet steuern die Ärzte insgesamt einen Gesundheitskonzern mit 400 Milliarden DM jährlichem Gesamtumsatz in Deutschland. Wenn der Arzt diese Funktion nicht selbstbewußt ausübt und sich gesetzlichen Normen, den Einflüsterungen der Pharmaindustrie oder den Erwartungen der Patienten ausgeliefert fühlt, spiegelt dies eher mangelndes Selbstvertrauen als reale Ohnmacht wider.

Die Neuordnung der Verhältnisse in der Gesundheitsversorgung und die Neuorientierung ärztlicher Tätigkeit kann sehr viel besser von der Ärzteschaft selbst und der ärztlichen Selbstverwaltung in Gang gesetzt und zielstrebig verwirklicht werden. Es geht also nicht um mehr Staat, bessere Gesetze oder neue Vorschriften, sondern um die sozial verantwortliche Ausübung der ärztlichen Macht bei der Planung, Ausformung und Durchführung der Gesundheitsversorgung im Lande. Die Alternative zu einem kapitalistisch organisierten Gesundheitswesen wie in Amerika oder einem staatlich formierten System wie in England ist die Übernahme der gesellschaftspolitischen Verantwortung für das Gesundheitswesen durch die Selbstverwaltung der Ärzteschafte und der Krankenkassen. Die eigentlichen Machtträger im bundesdeutschen Gesundheitswesen sind die Ärzteschaft und die Krankenkassen, die sich an der gesetzlichen Krankenversicherung beteiligen. Daher empfehle ich der ärztlichen Selbstverwaltung immer wieder, den eigenen Laden in die Hand zu nehmen und die Verhältnisse der Gesundheitsversorgung aktiv in Abstimmung mit den Krankenkassen selbst zu bestimmen. Die Managementaufgabe für die ärztliche Selbstverwaltung heißt, die vorhandenen Mittel optimal für gesundheitliche Versorgungsdienste und sinnvolle ärztliche Hilfe einzusetzen. Solches aufgabenzentriertes globales Management durch die ärztliche Selbstverwaltung führt den einzelnen Arzt aus seiner individuellen Ohnmacht und Abhängigkeit von fremden Interessen heraus und sorgt dafür, daß er die gesamte Aufgabe nicht aus dem Auge verliert. Über kommunikative Prozesse und gemeinsam organisierte Hilfe muß die einzelne Arztpraxis in die Lage versetzt werden, ihren Beitrag für die Gesundheitsversorgung der Bevölkerung zu leisten.

Die Alternative zu staatlicher Bevormundung und ausgeweiteter Bürokratie ist eine zielorientierte ärztliche Selbstverwaltung, die mit Motivation, problemgerechten Leistungsanreizen und wirksamen Orientierungszielen für den Einzelnen im Gesundheitswesen arbeitet. Nicht der einzelne Arzt ist schuld an der heutigen Misere, sondern das System, das nicht vernünftig gemanagt wird.

Wenn nicht der einzelne Arzt an der Misere schuldig ist, muß das System krank sein. Können Sie ein Beispiel geben, wie das System fehl-funktioniert?

Stellen Sie sich ein typisches Patientenschicksal aus Berlin vor. Frau Alten, 74 Jahre alt, alleinstehend, in einer Drei-Zimmer-Altbauwohnung lebend, in einem älteren Stadtteil und ihrem Alter entsprechend rüstig. Frau Alten sucht ihren Hausarzt auf und klagt über Gangunsicherheiten und gelegentliche Schwindelgefühle. Schwindelgefühle sind das häufigste von Menschen über 65 Jahren in Kassenarztpraxen geäußerte Symptom. Der Doktor beruhigt Frau Alten und verschreibt ihr ein durchblutungsförderndes Medikament, Tebonin zum Beispiel. Solche Medikamente, Extrakte aus Ginkgo-Blättern, zählen zu den am meisten verordneten und auch teuersten Arzneien aus Apotheken. Der Autor des Buches „Bittere Pillen" beurteilt diese Substanzen als „wenig zweckmäßig", ihre therapeutische Wirksamkeit sei zweifelhaft. Wenn die Einnahme als wirksam empfunden würde, sei die Verwendung wegen des geringen Risikos vertretbar. Die pharmazeutische Industrie hat mit hohen Werbeaktivitäten durchblutungsfördernde Mittel in den

Markt geboxt, ihr Umsatz beträgt jährlich etwa eine Milliarde DM. Bei alten Menschen handelt es sich in den meisten Fällen um organisch bedingte, arteriosklerotische Durchblutungsstörungen, bei denen solche Mittel in der seriösen medizinischen Fachliteratur fast einhellig als fragwürdig, enttäuschend, nutzlos oder nicht überzeugend beurteilt werden. Die Verabreichung solcher Mittel sei bei organischen Durchblutungsstörungen unangebracht, meint die Arzneimittelkommission der deutschen Ärzteschaft. Dennoch verschrieben die bundesdeutschen Ärzte 1990 rund 19 Millionen Packungen solcher Mittel fast immer bei organischen Durchblutungsstörungen.

Viele Ärzte lassen sich vom Werbematerial der Pharma-Konzerne manipulieren. Zu wenig Ärzte orientieren sich in ihrem Verschreibungsverhalten an dem, was seriöse medizinische Fachpublikationen empfehlen. Dies hat sich nun mit den Regeln des Gesundheitsstrukturgesetzes spürbar und erfreulich geändert.

Frau Alten geht mit ihrem Rezept zur Apotheke, erhält die durchblutungsfördernden Medikamente und fühlt sich zunächst durchaus besser. Der Hausarzt hat sie gebeten, in zwei Monaten spätestens erneut zur Kontrolle vorzusprechen. Dies tut Frau Alten, und sie berichtet nun ihrem Arzt, daß sie sich sorge und nachts oftmals nicht schlafen könne. „Was ist denn, wenn ich in der Wohnung stürze und nicht mehr aufkomme, ich habe niemand, der mir helfen könnte?" Der Hausarzt beruhigt Frau Alten und meint, gegen die Schlafstörungen könne er ein gutes Medikament empfehlen, das sie vor dem Schlafengehen einnehmen möge. Er verschreibt eines der üblichen Beruhigungspräparate, die ebenfalls einen Milliardenumsatz für die gesetzliche Krankenversicherung bedeuten.

Frau Alten nimmt abends eine dieser Schlaftabletten und schläft bis in den frühen Morgen. Dosierungsanleitungen und Wirkungshinweise von Arzneien gelten im allgemeinen für einen 70 kg schweren, 45jährigen Modellmenschen. Da die Stoffwechselvorgänge bei älteren Patienten langsamer und auch sonst anders verlaufen, gibt es oftmals verstärkte Arzneimittelwirkungen. Frau Alten wacht also morgens um 9 Uhr schlaftrunken auf, erschrickt beim Blick auf die Uhr, da man um diese Zeit nicht mehr im Bett liegt. Sie steht überhastet auf, ist noch etwas durch die Tablettenwirkung benommen, stolpert über die Türschwelle zum Badezimmer, fällt und bricht sich den Oberschenkel. Drei Stunden später hört der Briefbote ihre Rufe, und er holt die Feuerwehr. Frau Alten kommt ins Krankenhaus, in die Obhut der Medizin. Ihr Knochenbruch wird mit einer totalen Endoprothese versorgt und alle Segnungen moderner Reparaturmedizin kommen ihr zu.

Ein typischer Fall also, in dem moderne Medizin effizient und effektiv einen Schaden repariert, der besser vermieden worden wäre.

Wie sähe in diesem Fall Ihre ideale Alternative aus?

Die Einsamkeit älterer Menschen in unseren Städten in Verbindung mit altersnormalen Gebrechen und Unsicherheiten sind das Problem. Recht verstandene Gesundheitsförderung müßte sich um soziale statt chemische Durchblutungsförderung kümmern und dazu beitragen, daß im Wohnumfeld von Frau Alten kleine nachbarschaftliche Netze funktionieren. Engagierte Hausärzte berichten immer wieder, daß Gespräche mit Nachbarn dazu beitragen, freiwillige Hilfen zu ermöglichen. Die Bereitschaft der Menschen sich gegenseitig zu helfen ist nach wie vor groß. Oft fehlt nur ein Hinweis, wo jemand Hilfe braucht. Gegen Angst und Unsicherheit im Alter gibt es auch technische Lebenshilfen, Notrufsysteme, die installiert werden können. Ebenso ist es sinnvoll, für ältere Bürger die Wohnungen mit einfachen handwerklichen Mitteln handicapgerecht zu gestalten. Die Absenkung von Türschwellen mindert die Sturzgefahren und rutschfeste Bodenbeläge, sinnvolle Handgriffe an Badewannen oder das Höhersetzen einer Klosett-Schüssel wirken oftmals Wunder für die Selbständigkeit bei Menschen mit Altersgebrechen. Ein gelegentlicher Besuch von Pflegekräften mit einem aktivierenden Konzept oder Physiotherapeuten, die aktives Bewegungstraining vermitteln, beruhigt zusätzlich.

An diesem Beispiel wird deutlich, wie, auf den einzelnen Menschen bezogen, der Einsatz von pflegerischen Kräften, technischen Lebenshilfen oder Selbsthilfeinitiativen dazu beiträgt, daß ältere Menschen selbständig und geborgen in ihrer häuslichen Umgebung bleiben können. Kosten-Nutzen- Analysen beweisen überdies, daß solche gesundheitsförderlichen, präventiven und psychosozialen Hilfen insgesamt preisgünstiger sind, als die Methode: abwarten, geschehen lassen und dann teuer mit High-Tech-Medizin reparieren.

Sind Corps-Geist, Standesstolz, solidarische Abgrenzung, elitäres Kastendenken (der Ärzte) ein Hindernis auf dem Weg, notwendige Reformen durchzuziehen?

Die Ärzte in Deutschland haben sich berufsständig straff organisiert. Es gelang bereits in den zwanziger Jahren, in politischen Kämpfen die Unabhängigkeit der Ärzte gegenüber den Krankenkassen durchzusetzen. Zwei Selbstverwaltungs-Körperschaften, die Ärztekammern und die Kassenärztlichen Vereinigungen, bilden das politische Gerüst zur Durchsetzung der Standesinteressen. Diese auf gesetzlicher Basis arbeitenden Selbstverwaltungseinrichtungen werden flankiert durch eine Vielzahl von ärztlichen Verbänden und Organisationen.

Die Landesärztekammern umfassen alle in einem Land lebenden und arbeitenden Ärzte. In der kassenärztlichen Vereinigung sind alle an der kassenärztlichen Versorgung teilnehmenden Ärzte zusammengeschlossen. Die Mitglieder der kassenärztlichen Vereinigungen sind immer auch Mitglieder der jeweiligen Landesärztekammer.

Die Selbstverwaltung der Ärzteschaft ist ein Privileg. Der Staat hat sozusagen einen „Gesellschaftsvertrag" mit den Ärzten geschlossen, in dem er hoheitliche Aufgaben an diese „Körperschaften des öffentlichen Rechts" delegiert hat. In eigener Verantwortung können die Ärzte die Ausübung ihres Berufes selbst ordnen und regeln. Sämtliche Ärztinnen und Ärzte eines Landes sind zur Mitgliedschaft in ihrer Kammer verpflichtet. Alle vier Jahre wählen diese ihr „Ärzteparlament". Dieses bestimmt dann einen Vorstand, ähnlich einer regionalen „Ärzteregierung".

Ärztekammern regeln in der Berufsordnung und mit Hilfe einer eigenständigen Berufsgerichtsbarkeit die Pflichten und Rechte ärztlicher Berufsausübung.

In einer Weiterbildungsordnung werden die Facharztanerkennung und die Durchführung von „Facharztprüfungen" festgelegt. Die Kammer definiert und kontrolliert so die Qualität der ärztlichen Weiterbildung. Mit einem eigenständigen Fortbildungs- und Informationsmanagement tragen die Kammern zur Einstellung und zum Selbstverständnis zur Ärzte bei. Mit ihren Einflußmöglichkeiten auf Öffentlichkeit und Gesundheitspolitik wirken die Ärztekammern auf die Strukturen im Gesundheitswesen ein.

Die Ärztekammer begleitet so jeden Arzt vom Anbeginn seiner Berufstätigkeit bis zum Ausscheiden. Ihre Berufsständischen Versorgungseinrichtungen sorgen für die Renten. Die Facharzt-Zertifikate, Fortbildungsnachweise und Qualitätsbestätigungen erhält der Arzt von seiner Kammer, die auch die Einhaltung der Berufsordnung überwacht. Vom Werbeverbot bis zur Regelung von Kunstfehler-Konflikten, von der Schlichtung interner Streitigkeiten bis zur öffentlichen Stellungnahme reicht also die Zuständigkeit der jeweiligen Landesärztekammern.

Die Standesorganisationen sind in den letzten Jahrzehnten in Deutschland zur reinen Interessenvertretung für Ärzte, zur Ärzte-Lobby, abgeglitten. Dies entspricht aber nicht ihrem gesetzlichen Auftrag. Nach dem Selbstverständnis der Ärztekammer Berlin ist es die Aufgabe der ärztlichen Selbstverwaltung zwischen Bevölkerung und Ärzteschaft einen Dialog zu organisieren und eine Art „Sicherstellungsauftrag" für die soziale Verantwortung und die Qualität ärztlichen Denkens und Handelns zu übernehmen. Aufgabe der Selbstverwaltungseinrichtungen ist es eben, die Bedürfnisse der Bevölkerung notfalls auch gegen die Ärzte zu vertreten und durchzusetzen.

Zur sozialen Verantwortung der Ärzteschaft gehört nach unserem Verständnis die Übersetzung individueller Krankheitszeichen in die Notwendigkeit sozialer Veränderung. Die Ärzteschaft als Gesamtes muß den politisch Verantwortlichen wie den betroffenen Bürgern immer wieder erklären, was im Leben des Einzelnen und seiner sozialen Gemeinschaft verbessert werden muß, damit Gesundheit erhalten oder gefördert wird. Für eine moderne Selbstverwaltung der Ärzteschaft bedeutet die Wahrnehmung der beruflichen Belange daher auch gesundheitspolitische Artikulation und Parteinahme.

Zivilisationsschäden, die Umweltverseuchung, der alltägliche Umgang mit Giften und der Verlust ökologischer Gleichgewichte sind kein individuelles Problem, das individuelle Therapie zu lösen vermag. Valium für die Bevölkerung ist nicht das, was heute vom Arzt gefordert wird. Die Bürger sehnen sich vielmehr nach glaubwürdigen Ansätzen für das Leben und das Überleben: nach Ärzten mit Zivilcourage und politischer Standfestigkeit. Der Arzt hat eine individuelle und öffentliche Aufgabe.

Die Entsolidarisierung in unserer Gesellschaft ist eine wesentliche Wurzel von Krankheit und Not. Ärztliche Selbstverwaltung muß daher auch die Zusammenarbeit mit den gesellschaftlichen Instanzen suchen, die Träger des Gedanken solidarischer Gegenseitigkeit sind, mit den Gewerkschaften, den Krankenkassen und auch den in jüngster Zeit entstandenen Selbsthilfe-Gruppen und Betroffenen-Organisationen.

Das bisher vorherrschende berufsständige Denken hat die Ärzteschaft insgesamt ins politische Abseits geführt und ihrer Glaubwürdigkeit in der Öffentlichkeit sehr geschadet. Standesegoismus und ständische Borniertheit wie Arroganz und Überheblichkeit machten die Ärzteschaft lange Zeit zum Hindernis für die Durchsetzung notwendiger Reformen in der

Gesundheitsversorgung. Dies ändert sich nun. Die Ärztekammer Berlin ist der Vorbote für eine Neuorientierung ärztlicher Selbstverwaltung und die Durchsetzung neuer Leitbilder in der ärztlichen Berufsausübung.

Wir Ärzte in Berlin sehen vier Schwerpunkte, die ärztliche Selbstverwaltung berücksichtigen muß.

Die Fähigkeit des Arztes, Krankheit in ihren biographischen, psychosomatischen und psychosozialen Dimensionen zu erfassen, auch zu behandeln, erfordert sichere und selbstbewußte Arztpersönlichkeiten. Es geht nicht nur darum, die psychosoziale Kompetenz von Ärzten zu verbessern und das Einfühlungsvermögen in sozialen und seelischen Problemlagen zu stärken, sondern auch um das persönliche Wachstum und die emotionale Reife. Die Bildung einer Arztpersönlichkeit, die zu Fürsorge, Verantwortungsgefühl, Achtung vor dem Anderen fähig ist, stellt die zentrale Aufgabe ärztlicher Selbstverwaltung dar. Die Einführung von Gesprächs-Gruppen in die ärztliche Weiterbildung und Fortbildungsveranstaltungen, die Persönliches entwickeln sowie kritische Selbstreflektion, wirken langfristig. Ihr Ziel ist mehr Autonomie für den einzelnen Arzt. Nur ein mit sich selbst zufriedener, in seinem eigenen Leben tüchtiger Arzt kann auch ein guter Arzt sein.

Der Arzt trägt Verantwortung für die Medizin als Wissenschaft und Institution. In einer Zeit, wo medizinische Möglichkeiten Leben an seinem Beginn und Ende manipulierbar machen, braucht der Arzt Orientierung zwischen dem technisch Machbaren und dem ethisch Verantwortlichen. Es geht darum, eine verläßlich ärztliche Ethik zu entwickeln und umzusetzen. Ärztinnen und Ärzte müssen in der Lage sein, bei jedem Patienten Sicherheit über das medizinisch Sinnvolle, das menschlich Angemessene und das ärztlich Verantwortbare zu erreichen. Die Überwindung der Enge eines mechanistischen Weltbildes ist Teil einer selbstkritischen Öffentlichkeitsarbeit der Ärztekammer Berlin, die Mängel und Fehler in der Medizin offen zugibt und dadurch Reformen in Gang setzt. Nur die Profession, die heute ihre eigenen Grenzen und Schwächen offenlegt, erhält die Glaubwürdigkeit in der Öffentlichkeit, die Leitfunktionen akzeptieren läßt. Die Fähigkeit zur Selbskritik ist in unseren Zeiten eine Voraussetzung für Einfluß und Macht. Ärzte sind daher gut beraten, selbst die größten Kritiker ihrer Medizin zu sein. Wir brauchen Arztpersönlichkeiten, die selbstbewußt zu ihrer Ohnmacht und bescheiden zu ihrer Macht stehen.

In einer Zeit, in der chronische Krankheiten vorherrschen, muß ärztliches Handeln die Stärkung der Autonomie von Menschen trotz körperlicher, seelischer und sozialer Handicaps unterstützen. Autonomie ist das neue Orientierungsziel für die ärztliche Tätigkeit.

Die Bedeutung der Selbsthilfe für die Gesundheitssicherung in sozialen Gemeinschaften muß respektiert und angenommen werden. Selbstheilungskräfte von Patienten und die Anerkennung ihres Wissens gehören zur ärztlichen Tätigkeit hinzu. Es ist daher auch Aufgabe der Berufspolitik einer Ärztekammer, die Selbsthilfebewegung von kranken Menschen wahrzunehmen und zu unterstützen. Die Bereitschaft von Menschen, selbst Verantwortung für die Lösung von Krankheitsproblemen zu übernehmen, entlastet den Arzt und ermöglicht eine partnerschaftliche Beziehung zwischen professionellem Helfer und Betroffenem. Wenn Ärzte nicht mehr Halbgötter in Weiß sein müssen, können sie sich freier und menschlicher fühlen.

Die Zukunft der ärztlichen Selbstverwaltung wird davon abhängen, ob sie sich im Sinne Rudolf Virchows als „Anwalt der Armen" oder aber als Anwalt gesellschaftlicher Interessen gegen das Individuum begreift. Nur wenn der Arzt der kämpferischste, leidenschaftliche Lobbyist für Gesundheit ist, wird die Profession ihrem sozialen Auftrag gerecht. Mehr Gesundheit für die Menschen der Welt, in der wir heute leben, läßt sich nicht durch politische Enthaltsamkeit erreichen. Die Demokratisierung des Gesundheitswesens erkennt die Chance eines gemeinsamen Wirkens von Arzt und Patient bei der Veränderung gesellschaftlicher Verhältnisse, die der Gesundheit entgegenstehen. Die Ärztekammer Berlin hat daher Stellung bezogen zu den Auswirkungen von Atomkraftwerken, sie unterstützt die Aktivitäten der internationalen Ärzte gegen den Atomkrieg und sie kämpft für einen rationalen Umgang mit Arzneimitteln.

Heute ringen zwei unterschiedliche Leitbilder innerhalb der Ärzteschaft um die Mehrheit: die Äsculap-Jünger, die sich dem Gott der Medizin verpflichten und die gesundheitsbewegten Ärztinnen und Ärzte, die sich der Bevölkerung verpflichtet fühlen. Es muß sich jetzt entscheiden, ob Ärzte Standesorganisationen nur für sich selbst oder für die Gesundheitsinteressen der Bevölkerung nutzen. Corps-Geist, Standesstolz, gruppenegoistische Abgrenzung und elitäres Kastendenken sind Relikte einer Vergangenheit, die ihre Untauglichkeit bewiesen hat. Es zeigt sich jetzt, daß reformbereite und reformfähige Ärztinnen und Ärzte zunehmen und auch die Standesorganisationen verändern.

Führt das „System" nicht nur zu ethischen Entgleisungen, sondern auch zu kriminellen Handlungen, für die die Staatsanwaltschaft zuständig wäre?

Ärzte sind auch nur Menschen und nicht besser als andere. In einer großen Berufsgruppe gibt es daher immer auch einen kleinen Prozentsatz, der versagt. Dies ist bei den Ärzten so wie bei Elektrikern oder Verkäufern im Warenhaus. Das Abrechnungssystem verführt zu Betrügereien und einzelne Ärzte erliegen dieser Verführung. Man muß aber eines bedenken: Wenn die Staatsanwaltschaften in einer Region 10 % einer Ärzteschaft mit Ermittlungen überziehen, kann das Problem nicht mehr in der kollektiven Kriminalität des Berufs begründet liegen. Dann ist offensichtlich das Normsystem völlig realitätsfremd geworden, und der einzelne Arzt bemüht sich eher, schlechte Gesetze mit der rauhen Wirklichkeit in Einklang zu bringen, als daß er sich bereichern möchte. Für den einzelnen Arzt ist es sehr schwierig geworden, sich im Gestrüpp unterschiedlicher Abrechnungsvorgaben zurechtzufinden, und über die Jahre haben sich Verhaltensweisen eingeschlichen, die im subjektiven Selbstverständnis allgemein üblich, im objektiven Kontrollverständnis aber betrügerisch genannt werden können.

Insgesamt ist die Ärzteschaft sicherlich besser als ihr derzeitiger Ruf und die Zahl der kriminellen Handlungen ist in dieser Berufsgruppe eher geringer als im Durchschnitt der Bevölkerung. Es ist mehr Aufgabe der ärztlichen Selbstverwaltung als der Staatsanwaltschaften, Schwarze Schafte zu erkennen und auszugrenzen. Nach meiner Überzeugung muß die Ärzteschaft in ihren Reihen Menschen heranbilden, die beispielhaft für das soziale Gemeinwesen eintreten und vorbildlich von Mensch zu Mensch handeln.

Wie können Bürger, die Patienten, den Ärzten helfen, die von Ihnen geforderten Reformen durchzusetzen?

Die Bürger und Bürgerinnen, die einmal eine Kassenarztpraxis aufgesucht haben oder im Krankenhaus behandelt wurden, wissen, wo die Probleme liegen und welche Veränderungen in der Gesundheitsversorgung umgesetzt werden müssen. Im Bündnis von Arzt und Patient und in der Zusammenarbeit von Ärzteschaft und Krankenkassen liegt die Macht, problemgerechte und patientenfreundliche Veränderungen auch durchzusetzen. Die Patienten können den Ärzten helfen, Reformen schneller zu verwirklichen, wenn sie selbst offen ihre Wünsche und Bedürfnisse ansprechen, das Gespräch suchen und Fragen stellen. Sie sollten selbstbewußt und kritisch mit ihren Ärzten umgehen und immer wieder den psychosozialen und den sozialen medizinischen Blick einfordern.

Patienten müssen aber auch erkennen, daß die Medizin keine Wunder wirkt und sehr viele, schmerzliche Grenzen besitzt. Selbständiges Leben geht mit Selbstverantwortung einher und falsche Vorstellungen, daß alle Probleme mit Tabletten oder medizinischen Geräten gelöst werden könnten, müssen abgebaut werden. Auch die Bürger sollten sich von der Medizin emanzipieren und verstehen lernen, daß der Mensch selbst der Arzt ist, der Arzt immer nur der Helfer für einen Weg zur Genesung.

Selbstheilungskräfte und Möglichkeiten der Eigenbewältigung von Krankheit werden oftmals unterschätzt. Für die Fortentwicklung ärztlicher Berufsausübung und medizinischer Möglichkeiten ist es unverzichtbar notwendig, daß die betroffenen Patienten ihre Sorgen und Nöte direkt artikulieren und auch öffentlich zur Geltung bringen. Reformbereite Ärztinnen und Ärzte brauchen für ihre eigene Entwicklung selbstbewußte und couragierte Patienten.